요통 알쏭달쏭한 허리통증

Low Back Disorders A Medical Enigma Rene Cailliet

■ 옮긴이

김주상 삼성 서울병원 재활의학과 물리치료실
고려대학교 보건과학대학 물리치료학과 강사

Low Back Disorders A Medical Enigma
by Rene Cailliet, M.D.

요통 알쏭달쏭한 허리통증

2008년 1월 14일 초판인쇄
2008년 1월 21일 초판발행

지은이 : Rene Cailliet
옮긴이 : 김 주 상
발행인 : 박 병 조
발행처 : 도서출판 영문출판사
등 록 : 1987년 12월 21일 제2-419호
주 소 : 서울시 강남구 삼성동 69-1
전 화 : (02)514-5590, 776-5590
팩 스 : (02)756-8943
E-mail : yeongmunsa@empal.com
정 가 : 12,000 원
ISBN 978-89-7224-159-1 93510

• 파본은 교환해 드립니다.

차 례

서문

요통에 대한 1차적 관리연구를 위한 국제포럼에서(2000)[1] 요통문제를 해결하는데 대한 범위에 대해 연구자들의 논평이 있었지만, 모두들 동의 하지는 않았다. Scottish의 정형외과 의사인 Gordon Waddell은 "주관적인 건강의 불평을 의학적 상태로 돌리지 마라"라고 주장했다.[2] 그는 일반적인 의학적 생각은 "질병"으로서 세상에 인식되지 않은 요통장애를 고려하고 있다 라고 함축하였다. 영국의 Peter Croft[2]는 "어떠한 의학적 치료형태가 장기간에 걸친 유병율 환경의 자연적 병력을 변경시킬 수 있다라는 미흡하지만 증거가 있다"라고 말했다. 그 상태(condition)를 더 좋게 변경시킬 수 있는 관리는 저자의 개인적 견해이다.

같은 공시석상에서[2] 의장인 Jeffrey Borkan 의사는 "전형적인 요통의 생의학적 모델은 일반적으로 1차적 관리에서 실패하는 경향을 보인다"라고 주장하였다. 생의학적 모델은 어떠한 개입의 1차적 목표로 통증이 없는 "손상"을 갖고 있는 모델로 대치될 수 있다.

요통장애로의 "생사회심리학적(biopsychosocial)" 접근은 요통장애의 관리에 대한 보급을 얻고 있다. 이런 접근에 대한 사회심리학적 측면이 우위를 갖고, "생"의 측면은 소외된다. 이 둘은 관련되어 있다. 사회심리학적 측면은 "생"에 영향을 주지만 "생"의 측면은 해명을 필요로 한다. "생"은 신체적(기계적) 기능부전의 원인이 되는 것으로 이해되고 있음이 틀림이 없다. Waddell aptly는 요통문제는 "전체적인 해부학적 붕괴는 아니지만 오히려 신경근 기능과 신경생리학적 붕괴이다"라고 주장하고 있다. 이러한 붕괴는 사회심리학이 어떻게 생리학에 개입을 하는 하나의 예이고, 신경근 기능과 신경생리학의 붕괴이다. 불행하게도, 이유는 명확하지 않다. 요통의 문제에 대해 여러 문헌에서는 최근 수 십년간 주로 척추의 디스크와 관련된 손상에 대해 쓰여졌으며 모든 연구들과 치료프로토콜들은 그렇게 진행되었다. "상태"관리는 수많은 방법들과 외과적 수술까지도 포함된다. 하지만 결과는 실망하고 있다.

모든 관련된 국제적 문헌을 재검토하기 위한 노력으로, Cochrance Collaboration Back Review Group for Spinal Disorders가 1992년 영국에서 생성되었다.[3] 이 단체는 다음 질문들에 대한 답에 결과들을 수록하고 있다; 요통 치료에서 무엇을 연구하고 무엇을 연구하지 않는가? 어떠한 증거가 있고 그 증거는 얼마나 확실한가? 바쁜 임상가들이 이 증거들을 어떻게 걸러낼 수 있을까? Subgroups of the Cochrance Collaboration Group은 주기적으로 여러 나라에서 모든 관련된 문헌들을 재검토하는 활동들을 남기고 있다.[1]

이 모든 연구들은 초래된 통증과 그 장애를 완화하는데 관련되지만, 허리의 정상적 기능과 비정상적 기능이 어떻게 평가되고 변경되는 지를 이해하는 데의 관심은 거의 없었다.

요통의 원인과 연구한 검진의 가치, 또한 수많은, 지속적이고 값비싼 치료의 효과에 대한 특별한 답이 없이 의학적 수수께끼만 남기고 있다라는 것이 이 광범위한 문헌들을 재검토한 증거이다. 이러한 손상으로부터 엄청난 의료비, 개인적 상해 청구, 산업손실이 답을 줄 수 없는 증거이다. 이 책이 이들 문제에 대한 가능한 답을 주기 위한 것이다.

척추의 임상적 생역학이 잘 기록되어 있으며, 이들 연구들은 손상된 생역학으로 부터의 장애를 이끄는 손상을 포함하고 있다. 이들 세포와 세포들은 알러지로부터 영향을 받고 손상의 원인이 되며, 추간판, 그리고 그와 관련된 세포에 관심을 끌었지만, 손상과 증상의 특별한 관련성은 분명하게 밝히지 못했다.

원인과 효과에 대한 각각의 개념에 대한 논의가 40년의 실행과 30년의 연구 기록으로 완성되었다. 만일 이들 대부분이 메카니즘을 제시하지 않았으면 "상해"를 입은 사람들을 다루지 못할 것이다. 제시된 메카니즘의 보다 분명한 이해를 통해 치료사와 환자는 제시된 치료 프로토콜의 실행으로부터 잇점을 얻게 될 것이다.

요통 증상의 완화에 대한 일반적인 에피소드가 제공되며, 보다 중요하고 다른 에피소드들이 재현되며, 그것은 사람들의 질적인 삶에 나쁜 영향을 미치는 것을 예방하게 될 것이다. 인식된 병리학적인 근거 없이 종종 만성통증을 피하게 된다. 이들 제시된 메카니즘의 보다 좋은 이해는 수세기를 통해 사람들에게 혼란을 가져왔던 의학적 딜레마를 명확히 하기 위한 세포와 메카니즘에 대한 그림을 제시함으로써 도움을 가중했다. 그림들은 모두 저자에 의해 그려졌으며, 독자들이 통증을 수반한 장애를 이끄는 척추의 "기능적" 부분을 간략하게 이해할 수 있도록 의도하고 있다.

Rene Cailliet, MD

참고문헌
(REFERENCES)

1. Cherkin DC, *et al.* A randomized trial comparing acupuncture, therapeutic massage and self-care education for chronic low back pain. Presented at the Fourth International Forum for Primary Care Research on Low Back Pain. Eilat, Israel, 2000 (not yet published).
2. Waddell G, Burton AK. Occupational Health Guidelines for Management of Low Back Pain at Work-Evidence Review. London : Faculty of Occupational medicine, 2000.
3. *The Back Letter*. Philadelphia: Lippincott Williams & Wilkins, 2000; 15: No.S.

역자 서문

인간이 삶을 행복하게 살아가는데 있어 불편을 가져다주는 많은 요인들 중에 요통이 우리들의 삶에 밀접한 관계를 갖고 있다는 것은 누구나 인식하고 있을 줄로 압니다.

삶을 영위하는 동안 우리 중 80% 이상이 한번쯤은 겪어본다는 요통, 그들 중 대부분이 원인을 잘 알 수 없는 것이라는 사실입니다.

이에 우리는 보다 명확한 근거를 제시하고, 그 원인들을 밝혀 급성 요통 뿐 아니라 만성적 요통까지도 질적인 효과를 갖기 위함에 이 저서를 내놓습니다.

이 책이 의사, 물리치료사, 간호사 등 요통 환자와 관련된 전문가들에게 그동안의 의구심을 조금이나마 해결해 줄 수 있으리라 믿습니다.

여러 독자에게 신속한 정보를 제공하였으면 더 좋았으련만 틈틈이 시간을 쪼개어 하느라 역자 또한 적잖이 힘들었습니다. 심적인 부담을 많이 끼친 영문출판사 박병조 사장님께 죄송한 맘으로 감사드리며, 이 책을 무사히 완성할 수 있도록 목표설정에 도움을 주고 정신적, 정서적 힘이 되어준 그 친구에게 진심으로 감사드리며, 이 책을 바칩니다.

김 주 상, PT

머리말

최근 수십 년 동안 허리장애에 대한 원인으로 수많은 견해들이 부상되었고 수많은 의학적 기술서들의 가치에 집중되어 왔다. 이들 인자들의 재검토와 개정이 개념성립과 편재되어 있는 상태에 대해 어떠한 주문을 제시하기 전에 반박되고, 지적되는 것이 나타나고 있다; 그러므로 이 책자가 갈증을 해소해 줄 것이다.

허리장애는 통증의 증상이 환자가 의사에게 인도될 인자가 될 수 있는 적당한 용어가 고려된다; 유익한 관심과 치유할 수 있는 것이 기능적 장애이다.

장애(disorder)의 정의는 "육체적 정신적 병적 상태"[1]라 한다; "정상적 상태의 신체혼란"[2]. 허리의 기능 해부학적 측면의 장애가 중요하지만, 지금 고려되어야 할 것은 오직 하나의 측면이다.

척추의 임상적 생역학은 잘 기록되어 있고, 관리 문제 또한 잘 논의되어 있지만, 일반적인 의사가 의미있는 타당하고 효과적으로 통용하는 것을 남기는 것은 어렵다. 손상 증상의 원인이 되는 손상된 생역학의 방법 또한 명학성을 필요로 한다.

최근 문헌은 척추의 "안정성"을 포함한 많은 인자들을 밝혀냈고, 현재 통용하는 문헌은 이들 상태 이룰 수 있는 이해를 완성했다.[3]

"통증"과 관련한 수많은 문헌들은 또한 조직의 변화가 있다는 것으로 적응성 문제를 제시하였다. 최근 Cannon and Rosenblueth's Law of Denervation[4]의 오리지널 연구에 근거한 개념은 요통장애에 대한 초기 인식을 촉진시켰고, 카이로프락틱, 침, 그 밖에 다른 물리적 방법들에 대한 생리적 근거를 명확히 하였다. 그것은 여러 가지 약물요법 뿐만 아니라 처치방법들의 근거를 제시하고 있다.

통증은 손상의 원인으로 뚜렷한 인자를 남기고 있기 때문에, 모든 최근 연구와 문헌의 약물 적용을 재검토하고 있다. 요통장애는 사회적으로 만연되어있으며 비용문제를 안고 있기 때문에 일반적인 소견들을 재검토하여 새롭게 정당화

시켰다.

급성손상을 주소로한 부적절한 관리로 인한 만성적으로 발생률이 증가하고 있다는 근거를 뒷받침하고 있으며, 허리에 대한 더욱더 많은 최근에 출판물에서 놓치고 있는 부분이다.

요통장애는 최근의 연구와 이들 인자들의 적용으로 앞으로의 손상된 환자들이 혜택을 받을 것이다.

Rene Cailliet, MD

참고문헌
(REFERENCES)

1. Thomas CL. *Taber's Cyclopedic Medical Dictionary*, 16th Edition. Philadelphia: F. A. Davis, 1989.
2. Brown L, ed. *The New Shorter Oxford English Dictionary*. Oxford: Clarendon Press, 1993.
3. Richardson C, Jull G,, Hodges P, Hides J. *Therapeutic Exercis For Spinal Segmental Stabilization in Low Back Pain*. Edinburgh: Churchill Livingstone, 1999.
4. Gunn CC. *The Gunn Approach to the Treatment of Chronic pain*. New York: Churchill Livingstone, 1989.

1. 허리에 대한 현재의 관심

The Current Concern with The Low Back

유행은 문제의 범위를 측정하는데 유용하다. 유행은 어느 시점에 얼마나 많은 사람이 문제를 가지고 있는지 측정한다. 암, 에이즈, 심혈관계 기능부전과 비교해 볼 때 허리는 사회적 비용, 산업비용, 삶의 질에 대한 영향을 평가함으로 커다란 관심의 대상이 된다.[1),2)]

진단

(DIAGNOSIS)

허리장애(LBDs)의 치료와 진단에서 많은 연구와 임상적 경험에도 불구하고 허리의 메카니즘과 그 관리적인 측면에서 별다른 진보를 보이지 않고 있다. 이것은 필연적으로 원인관계에 대한 메카니즘 보다는 심리사회적인 측면에서 LBDs를 보게 되고 이해하도록 했다.[3),4)] 의미 있는 해부병리학적 진단은 드물고 매우 주관적이다. 이것은 값비싸고 장기적인 치료를 하기 전에 결정되어야 한다.[5)]

검진자(examiner)에 의해 이끌어낸 병력은 문제와 사건에 대한 환자의 설명이다. 병력은 검진자에 의해서 명확한 증상, 그 위치, 정도, 발생원인을 뚜렷이 하기 위한 질문에 의해 이끌어낸다. (환자 측면에서의 문제 발생의 원인과 잠재된 무능력이 무엇인가)[5)]

환자는 검진자에게 기계적, 심리적, 사회경제적인 관심 등의 적절한 요소 모두를 공급해 주어야 한다. 검진자는 이러한 불평들이 그 사람에게 삶의 방식, 경제적인 장래, 어떤 제한된 치료의 예후적인 면에서 무슨 의미를 가지는지 결정해야 한다.

환자는 병력상에서 초래된 무능력을 표현한다. 장애는 반드시 그것을 진단으

'나는 아프다' 라는 말은 굉장히 정확한 표현이다. 보통 발생하는 것이 "~하니깐 아프더라" 이다. 이 말은 좀 더 정확한 표현일 수 있다. 신경학적 과정의 근 신경학적 측면에서(그림 1.1) 특별한 조직이 부적절한 동작에 의해 손상 받는다는 것을 반박하지 않았다. 어떻게 정상 기능을 잘 못 사용하는가에 대한 이해의 측면에서 얼마나 좀 더 중요해지는 가는 장애를 야기하고 그래서 징후를 만든다.

외상수용기 장소가 될 수 있는 기능적 단위에 포함되는 조직부위가 잘 수립되어 있다. 다음과 같다:

1. 추간판 바깥섬유(External fibers of the intervertebral disc)
2. 후종인대(Posterior longitudinal ligament)
3. 신경근 경막초(Nerve root dural sheath)
4. 소관절 활액낭(Synovial capsule of the facets)
5. 인대 : 극돌기 사이 또는 극상근(Ligaments: interspinous or supraspinatus)
6. 척주기립근(Erector spinae muscles)
7. 근막(Fascia of the muscles)

의미 있는 검진의 토대는 환자의 증상과 손상, 불능이 되는 조직부위를 결정하는 것이다. 병력은 이러한 토대를 이끌어 내며 손상이 어떻게 일어나는지 알 수 있고 다시 발생하지 않게 한다.

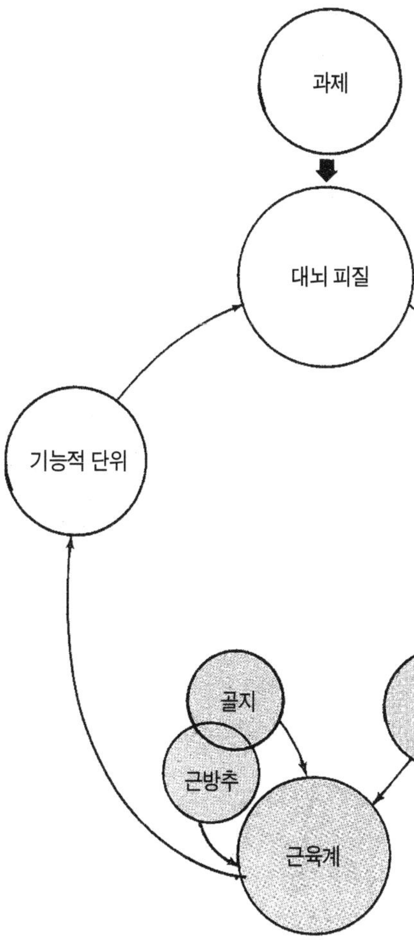

그림 1.0 인대성 척추. 기본적으로 요천추는 두 가지 동요하지 않는 시스템으로 지지된다. 그것은 갈비뼈에 붙어서 동요되지 않는 흉추와 두 대퇴골두 사이에서 관전하는 골반이다. 기립 자세는 요천추가 동요성의 잣대로서 균형의 안정성에 두 분절이 보여진다.
(CG: center of gravity)

LBDs의 평가에서 불완전한 생 역학적 기능은 외상수용기(nociception)로 알려진 추간판, 소관절, 근육, 요추인대 등의 허리 조직에 손상을 야기한다.

허리는 안정성이 있어야 한다. 그러나 아직 이 말은 명확하질 못하다. 불안정(*instability*)은 White & Panjabi[15]에 의해 정의되길 "변위(displacement)의 패턴

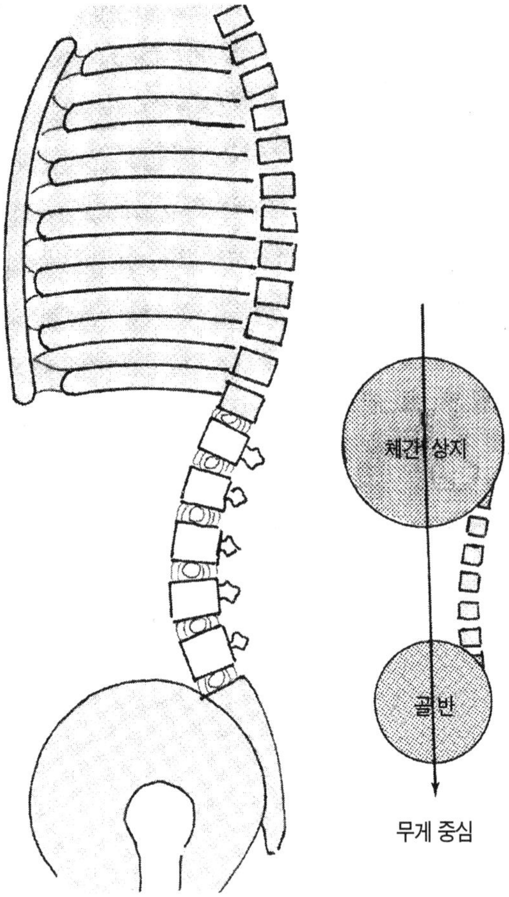

그림 1.1 '종말기관(소관절, 디스크, 인대, 근육)' 에 의해 완성되고 끝맺는 신경근 활성 패턴으로 시작되려는 경향이 있다. 그 패턴은 대뇌피질에 깊이 스며들고 연습과 반복을 통해 수정된다. 그 패턴은 중뇌, 기저핵, 소뇌와 함께 정합하며 척수를 통해 근육계에 전달된다. 근육계는 기능적 단위로 활성화되기 위해 척수세포와 골지건의 내적시스템에 의해 정합된다.

을 유지하기 위해 생리적 부하에 대한 척추의 능력 손실이고 그래서 초기 또는 부가적인 신경학적 결함과 큰 변형, 무능력하게 하는 통증은 없다." 라고 말했다. 어떻게 이러한 정의를 임상적으로 사용할 것인가는 아직 불분명하다.[16] 척추는 몇몇 연부조직의 가세로 인해 물리적 통합을 잃은 구조로 가설하고 있다. 일반적으로 진단과 평가 기법은 잘 발달해 있지 않다.

요천추 즉, 허리는 전형적으로 등근육(back m), 후소관절(posterior facets = zygapophyseal jt), 장인대(long lig.), 디스크, 두개의 척추를 포함하는 '기능적 단위' 로서 5개 요추를 포함한다(그림 1.1). 등근육을 제외한 인대성 척추는 체중의 반을 지지할 수 없는 측면에서 불안정하다고 사료된다.

기립자세에서 요추는 구조적으로 사지가 정지되어 있는 상태에서의 부하로써의 상지, 경추, 머리, 흉곽의 부하로부터 축성 압박력을 지지한다. 그리고 중력중심으로부터 떨어진 거리에서도 그렇게 행한다.

근육계는 인대성 Low back의 인정성을 얻기 위해 강제적임이 분명하다. 이것은 다음 장에서 상세하게 설명되어 질 것이다. 모든 조직은 안정성에 기여하는 기능적 단위로 포함되며 불완전한 기능에 의해 손상을 입었을 때 그것들은 또한 장애와 불안정성에 기여하게 된다.

허리의 특수 조직 : 외상성 수용 부위
(SPECIFIC TISSUE OF THE LOW BACK: SITES OF NOCICEPTION)

검사의 목적이 어떤 손상이 발생했는가에 의해 메카니즘뿐만 아니라 조직 구역을 결정하므로 허리에 있는 각각의 조직은 반드시 고려되어야 한다.

추간판 (Intervertebral Disc)

추간판은 인근 척추체의 특별한 거리를 유지하기 위해 유체역학적 기능을 하며 10도의 회전(rotation)과 4mm의 병진(translation)을 허용한다(그림 1.2).

정상 디스크의 교원질 섬유(그림 1.3)는 정상적인 생리학적 신장과 회복을 허용하지만 기능적 단위의 과도하고 비생리학적 운동은 특히 섬유륜에 회전 손상을 가져온다. 섬유륜 조직의 열상은 중심에 위치한 핵을 파열된 섬유륜 바깥으로 탈출시켜 위치시킨다. 이러한 헤르니아(herniation)는 핵을 밖으로 볼록하게 만들고 민감한 추간공의 경뇌막과 후근절, 후종인대를 침범할 수 있다. 섬유륜의 찢어짐(tearing)은 통증성 화학 감수기를 해방시키고 이는 염증을 일으킨다(그림 1.4).

통증은 경뇌막을 포함한 신경근 성분에 탈출된 디스크의 화학적, 물리적 압박력 뿐만 아니라 내적으로는 허리에 통증을 야기하고 이로부터 방사통이 발생한다고 간주해 왔으나 병리학적 메카니즘은 여전히 불분명한다.

탈출된 디스크로부터 나온 화학성분들 사이에는 생물학적으로 후종인대와 신경근을 자극할 수 있는 수질핵(nucleus pulposus)으로부터 나온 활성 프로테오글리칸(proteoglycan)이 있다. Phospholipid A2는 탈출한 요추 디스크 성분으로부터 통증에 크게 작용하는 인자로서 간주 되어 왔다.

외과적으로 제거된 디스크에서 디스크 손상 후에 나타나는 염증 세포의 디스크 물질성분인 postglandin E2 throboxane B2, leukotriene B4, nitric oxide 뿐만 아니라 macrophages, lymphocytes, fibroblasts이 생산되었다.

현재 Cytokines & chemokines 또한 방사통의 화학적 병리 메카니즘의 한 요인으로 제안되고 있다.[17] 탈출된 디스크에서 TNF, IC, GM-CSF염증성 세포의 레벨이 증가된 조직이 발견된다.

염증성 Cytokines은 근본적으로 조직 염증에 대항하는데 관련된다.[18] chemokine은 조직 구역에서 호중구(neutrophils), 대식세포(macrophages), 림프구(lymphocytes) 등과 같은 염증 세포의 유입을 통제하는데 돕는다. 탈출된 디스크로부터 염증에 대한 이들의 역할은 여전히 불분명하지만 IL-8은 방사통을 일으키는데에 연관되는 것으로 나타났다.

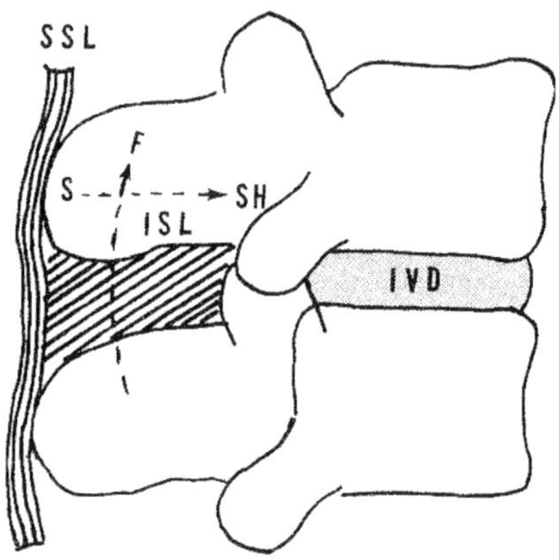

그림 1.2 기능적 단위의 회전과 전위. 기능적 단위는 생리학적으로 10㎜까지 가능한 전위(S-SH)와 10°까지 가능한 회전(F flexion)이 어디에서 일어나는지 보여준다.
ISL=척추간 인대, IVD=추간판, SSL=극상인대

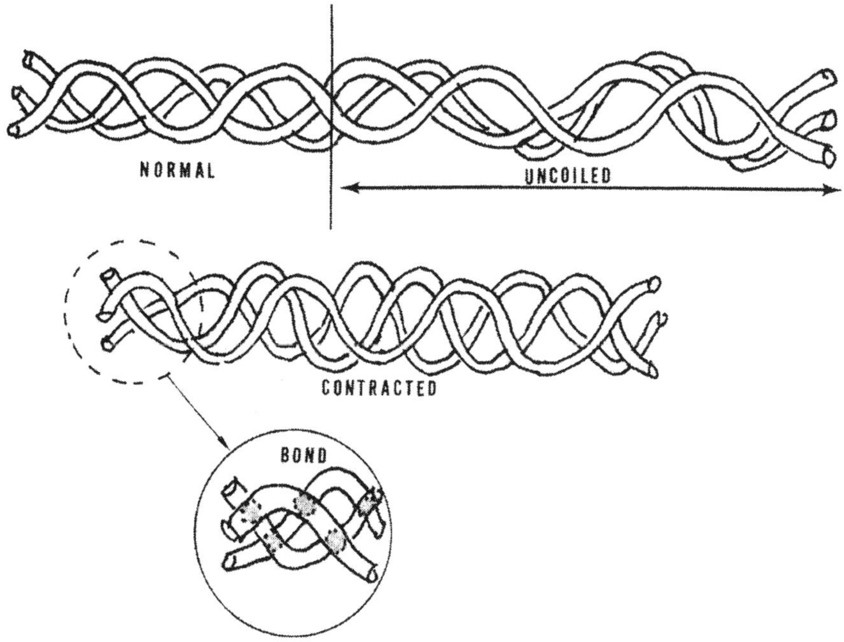

그림 1.3 교원질 섬유. 교원질 섬유는 서로 꼬인 사슬에 아미노산의 삼중나선구조이다. 각각의 세섬유(fibril)는 펴지면서 길어지고 신장력이 없어지는 경우 다시 꼬이게 되는 생리학적 만곡을 가지고 있다. 사슬은 교차점(intersection)에서 각각 결속되어 있다.

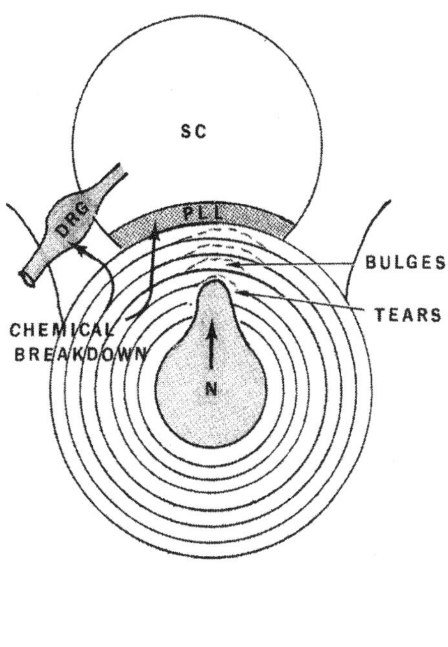

그림 1.4 핵의 내적 탈출(herniation). 바깥 고리에서의 열상(tearing)은 핵(N)을 후근절 또는 후종인대 방향으로 탈출하도록 조장한다. 후근절(DRG)과 후종인대(PLL)는 둘 모두 민감하다. 모체의 화학적 깨짐은 염증성 물질이다. (SC:spinal cord)

방사통과 허리에서 Cytokines과 chemokine의 현재 밝혀진 바는 치료적 중재에서 목표를 제공한다.[17]

해부병리학적 기본적 증상을 결정하기 위한 검진 요소 (FACTORS OF EXAMINATION TO DETERMINE THE PATHOANATOMIC BASIS OF SYMPTOMS)

LBDs의 병리 해부학적 요소는 의미 있는 검사를 행하도록 요구한다. 이것은 무능력과 연관되고 심각한 정도를 나타내는데 쓰인 언어 선택과 얼굴 표정에서 나타나는 통증의 표현, 그리고 환자 처신을 관찰해 봄으로써 시작된다.[19]

환자의 동작 즉, 걸음, 자세잡기, 요구된 활동에 대한 반응 방식을 반드시 관찰해야 하고 그것들은 어떤 움직임이 원인이 되는지 표현하고 있으며 그래서 환자는 그것을 피한다.

환자가 걷는 방식에 대한 평가는 중요하지만 보행은 복합적이며 요통에 대한 환자의 반응에 의해서 동작을 강요함으로써 영향 받을 수 있다.[20] 비정상적 보행은 요부 장애와 신경근 포착(entrapment)에 의해 야기된 신경학적 손실로부터 나타난 장애의 후유증 일수도 있다.

앉기에서 문제가 발생될 때 앉는 자세는 반드시 평가 되어야 한다. 정상적으로 앉기는 똑바로 선 중심자세(erect centralized position)와 함께 척추를 굽게 만든다(kypotic posture). 이러한 자세는 추간판, 후관절, 인대, 요부신전근에 물리적 스트레스를 만들고 그래서 이러한 조직들이 검사의 연계선상에서 평가 되어야 한다.

병력은 실제적으로 어떤 움직임, 활동, 자세가 통증을 야기하고 악화시키며 어떤 움직임이 요통을 조장하는지 나타내야 한다. 물리적 검사의 매우 중요한 부분은 다양한 움직임, 활동, 자세를 통해 통증을 경감시킴으로써 조직뿐만 아니라 장애의 메카니즘을 추론할 수 있다. 이해할 수 있는 말과 실례로 환자에게 설명하는 것은 기본이 될 뿐만 아니라 환자의 동참과 의미 있는 치료적 중재에서 결정적인 요소이다.

통증과 장애의 조직 부위
(TISSUE SITES OF PAIN AND IMPAIRMENT)

주관적 증상을 일으키는 병리해부학적 조직 구역이 되는 신경학적 연계선에서 종말기관에 대한 개념으로 돌아보면 우리는 이러한 조직이 어떻게 장애를 만드는지에 대해 확증해야한다. 정상 기능의 중심이 되는 이러한 종말기관은 또한 외상성 신경섬유에 의해 자극받고 통증이 발생되는 영역이 될 수 있다.

외상성 수용부위로 확인된 종말기관 조직은 추간판, 후관절, 후관절낭(facet capsule), 척추기립근(erector spine muscle), 신경근 경뇌막관(nerve root dural sleeves) 이다. 각각은 그것들의 정상기능, 손상, 외상성 수용기(nociception)를 야기하는 요인으로서 간주되어 논의될 것이다.

척추간 디스크
(THE INTERVERTEBRAL DISC)

추간판은 1930년대에 Mixter & Barr의 업적에 의해 요통의 혐오의 대상(*bête noire*)이 되었다.[21] 이러한 유체역학적 무혈관 연부조직은 추체에 분리 되어 있고 추체사이의 동작을 허용하는 지지로서의 이러한 유체역학적 무혈관 연부조직은 병리학뿐만 아니라 구조와 기능면에서 아주 많이 연구되어졌다.

중력은 디스크에 영향을 주며 근수축을 만들어 낸다. 정상적으로 추간판내의 유체는 매일 거의 3~10%를 잃게 된다. 10시간의 손실에 대한 2시간의 회복시간이 필요하다.[22] 조직이 무혈관성이므로 회복과 영양공급은 추체의 연골하조직에서 있는 주위 혈관으로부터의 침윤을 통해서 이루어진다. 디스크에 대한 혈관의 영양공급을 좀 더 확실하게 하기 위해 주기적인 부하(loading) & 비부하(unloading)가 발생해야한다. 그리고 부하는 짧은 기간이며 비부하는 긴 시간이다.

방대한 의학 문헌의 리뷰를 통해 섬유륜에 손상을 주기 위한 힘은 반드시 과도한 압박과 결합된 전단력(shearing)이 있어야 함을 알게 되었다. 이것은 섬유륜의 손상뿐만 아니라 음성(음전하)을 띤 뮤코다당(mucopolysaccharide)에 형태의 완전성을 파괴하며 유체역학적 힘을 유지하고 물을 흡수하는 능력을 잃게 만들 것이다.

통증과 장애의 영역으로 디스크를 말하기 위해 병력은 디스크 구조에 손상을 야기하는 정확한 메카니즘을 보여주어야 한다. 그래서 가능하다면 압박과 함께 발생하는 토크힘이 추측되어야 한다. 의미 있는 병력을 얻는 면에서 검진자는 반드시 환자가 무슨 동작을 하려했고 손상 시 행한 특별한 동작을 다시 일으켜야 한다.

특별한 동작에 대한 물음은 굽힘(bending)인지, 비틀림(twisting), 들어올림(lifting)인지 확인해야 하고, 한쪽으로 거리도 확인해야 한다. 이러한 정보들은 디스크에 손상을 줄지 모르는 정확한 메카니즘을 결정하는데 확신을 줄 것이다.

초조함, 피로, 화, 성가심은 있는지 검진자는 손상 시 환자 마음을 물어 보아야 한다. 이것들은 마음의 동요가 특이한 신경근골격계 기능을 손상 준다는 것으로 동작의 정확도와 속도를 결정하는데 도움을 줄 것이다.

디스크의 섬유륜은 파열되기 전에 신장을 제한하는 교원질로 구성된다. 파열은 섬유가 생리학적 한계를 벗어나서 신장 될 때 발생한다. 또한 척추판(vertebral plate)에 부착된 지점으로부터 찢어질 만큼의 힘이 섬유륜에 적용될 때도 발생할 것이다. 각각의 메카니즘과 함께 특별한 유효힘이 병적으로부터 추론 되어야 한다.

신경근징후(radicular symptoms)가 없는 요통이 후주인대를 잠식하는 디스크 병리에 기여하는지 가정해 보아야 한다. 민감한 후주인대에 압박을 가하여 나타난 징후는 오직 허리에만 연관되며 하지에 관여되지는 않는다. 중심성 디스크 탈출(central disc herniation)에 대한 통증은 보통 허리의 중심선(midline)에서 나타난다. 동작을 하지 않고도 나타날 수 있지만 전하여 지는 바에 의하면 후주인대를 밀어내려고 하며 디스크핵을 후방으로 볼록하게 하는 체간 굴곡으로서의 요추 굴곡으로부터 부분적으로는 악화된다.

증상과 손상은 병력으로부터 디스크성 병리에 의해 야기된다고 사료되며 '*연축(spasm)*' 이라고 부르는 근 수축에 의한 관절가동범위에 제한, 등근육 압통 등이 허리의 중심에서 통증의 증거들이 위치한다. 이러한 것들이 통증과 손상의 원인으로 디스크를 단정 지어서 얘기할 수는 없으며 단지 암시적일 뿐이

다(그림 1.5).[23), 24)]

다른 검사와 임상적 징조가 추간판이 징후와 증거들에 대한 원인이라는 것을 확신하게 만드는데 필요하다. 하지만 이것들은 오늘날에도 결정적이지는 못하다.

척추불안정성
(SPINAL INSTABILITY)

척추 불안정이 요통에 관련된 요소라고 여겨질 경우 정확한 임상적 검사는 방사선 촬영을 않고는 어렵게 된다.

"불안정검사(instability test)"는 환자를 엎드러 눕힌 상태에서 검진자의 엄지로 극돌기의 사이 공간을 찾아 하방 압력을 주었을 때 인접 척추체에서 물리적으로 움직임으로써 통증을 재발시켜 찾는 것으로 간주 되어왔다.

저마다 다른 공간이 검사되고 확인된다. 만약 민감한 부위가 없다면 검사의 남은 부분은 할 수 없다. 만약 어느 한 부분에서 민감하다면 환자를 머리와 어깨를 올리고 척추 근육수축을 능동적으로 만든 상태에서 다시 검사를 한다. 만약 통증이 완화된 엎드려 누운자세에서 발생한다면 '양성' 이고 근수축은 척추 주

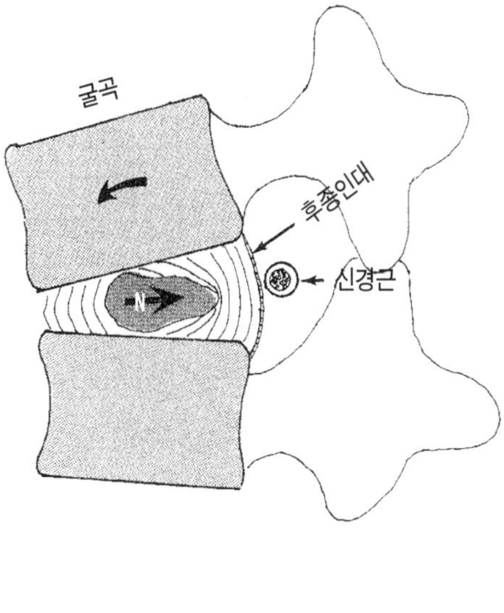

그림 1.5 요추굴곡으로부터의 디스크 탈출. 기능적 단위가 굴곡되어짐에 따라 핵(N)은 뒤쪽의 섬유륜(annulus fiber)에 힘을 가하게 되고 후종인대를 침범한다. 신경근들은 외측으로 위치하고 침범되지 않을 수 있다.

위근육들의 연관성을 제안한다.

체중부하감소검사(weight relief test) 또한 고관절과 무릎 굴곡 상태에서의 바로 누운 상태에서 다리를 들어올릴 때 디스크성 원인을 암시한다. 이것은 수동적으로 허리를 굴곡시키며 통증이 감소된다면 "양성" 로 간주한다.

신경근 징후와 증거
(RADICULAR SYMPTOMS & FINDING)

요통 뿐만 아니라 하지 통증이 나타나는 것은 디스크성 통증에 대한 좀 더 특별한 진단을 강화하며 디스크성 압력과 척추강 또는 추간공에 신경근의 화학적 자극이 증가됨을 나타낸다. 추간판내 압력을 증가시키는 어떤 동작이 요부 장애의 디스크성 병인학을 암시한다. 추간판내 압력은 서 있을 때 보다 앉을 때 더

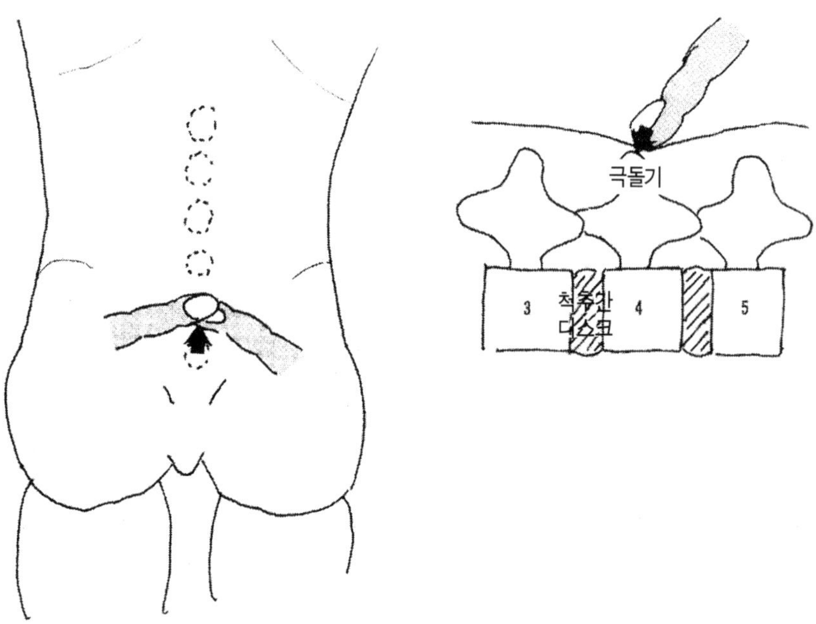

그림 1.6 불안정성 검사. 환자를 엎드려 눕게 한 뒤 검진자는 손으로 디스크 공간의 민감도를 확인한 후 직접적인 힘을 가한다. 통증이 일어나면 양성 반응이다.

높고 앞으로 굽히기, 옆으로 굽히기, 들어올기기 긴장시키기, 기침, 재채기하기 시에 증가된다.[25), 26)] 어떤 또는 이것들 모두는 환자의 병력에서 알아낼 수 있을 것이다.[25), 26)]

요통과 함께 또는 함께하지 않지만 보통 함께 나타나는 하지 통증은 하지신전거상(SLR)을 통해서 잘 볼수 있다(Laseque' s test 또는 좌골신경 신전창 검사). 이것은 정확하게 수행되어져야 하고 믿을만한 검사 결과를 얻기 위해서는 시종일관 긍정적이어야 한다.[27)~29)]

하지신전거상(SLR) 검사는 무릎을 신전한 상태에서 서서히 다리를 올려 통증을 야기하고, 그 때 통증을 감소시키기 위해 조금 각도를 낮추고 발목의 배측굴곡과 머리와 목을 굴곡하여 통증을 자극하게 된다(그림 1.7).

하지신전거상(SLR) 검사를 하는 동안 절차를 통해 비슷한 통증이 나타날 것이지만 이끌어 낸 통증이 근육성인지 신경성인지 가려내야 한다.

용어학에서 혼동(confusion)이 Akkerveeken에 의해 강조되었다.[30), 31)] 그는 좌골신경통으로부터 *방사통(radicular pain)*을 구분시키려 했다. 방사통은 척추신경근의 병변으로 발생한 통증으로 고생하는 환자에게 사용되고 좌골신경통은 좌골신경간(sciatic nerve trunk)의 신경통이다. 좌골신경통이라는 용어는 "좌골부(ischia)의 통증(pain)"을 의미하는 라틴어 '*ischialgia*' 로부터 유래되었다. Hippocrates[32)]는 이러한 통증을 "hip pain"이라 불렀지만, 1770년 Cotugno[33)]는 좌골신경과 연관된 고관절 부위 통증으로써 고관절 통증을 구별했다. 신경근 자극으로부터 초래한 신경통으로부터 신경엽으로써의 좌골신경통의 분별이 Wertheim Salomonson[34)]에 의해 가정되었다. Verbiest[35)]는 통증이 신경초에 코카인을 주입해서 사라질 때 신경근초의 전체 신경의 예민으로 신경근의 압박에서 기인한다고 가정했다.

신경근 또는 경뇌막의 압박으로 기인한 통증에 대한 개념이 새로운 국면을 맞고 있는데 이는 초기 신경압박은 통증이 없는 반면에 후근절의 염증성 압박은 신경근 발화(firing)에 전위를 가져 온다는 것이다.[36), 37)] 진동(vibration) 또한 전위성 발화를 일으키는 것으로 생각된다.

현재 리서치는 후근절을 요통[37)]의 조절자로서 연루시키고 있다. 그러나 압박이 문제시 되고 있다. 앞으로의 수수께끼는 현재 신경근에 자가 이식한 수질핵(nucleus pulposus = 동일원에서 추출한 탈출된 물질)의 적용이 신경내 부종

(intraneural edema)으로부터 후근절에 혈액흐름을 감소시킨다는 것을 알아냈을 때 일어난다. 하지만 "이러한 변화들 중 어느 것이 하지의 징후를 야기 시키는지 명확치 않다"[38].

이것은 혈액 흐름을 감소시키고 신경근과 후근절(DRG)의 신경내 부종 또한 하지의 열 감지 결함을 초래한다. 이는 체신경계(somatic nervous system)의 화학적 연루뿐만 아니라 교감신경계의 관련성이 적용된다.

피부분절 영역은 국소적 온도의 감소를 나타낸다. 후근절에서의 이소성 발화(ectopic firing)와 체성교감반사(somatosympathetic reflex)를 통해 혈관수축을 야기하는 증가된 교감성활동은 방사통 이해에 있어 또 하나의 수수께끼를 준다.

후근(dosal root(DR))은 요통의 조절자로서 생각되어 왔다. 후근은 내 · 외적 환경과 척수 사이에 생명선으로 생각되었다.[37] 척수의 근본적인 감각 역할은 활동전위(action potential)의 형태에 구심성 자극을 받게 되고 뇌에 이러한 자극을 통신한다.

디스크성 병리에서 다리 통증이 없고 하지신전거상(SLR) 검사로 다리 통증보다 좀더 요통을 조장하는 것은 후주인대에 추간판내 압력의 증가로 기인한다고 생각된다. "flip-test"는 디스크성 병인학의 진단이 될 수 있다. 이 검사를 수행함

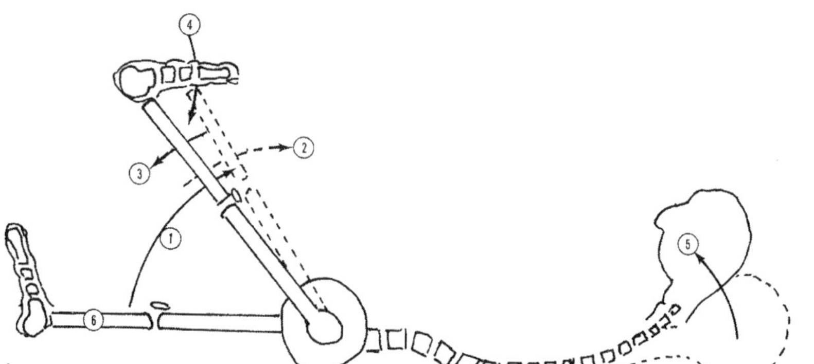

그림 1.7 SLR 검사. 환자를 바로 눕히고 (1) 무릎을 신전한 상태로 다리를 들어올리는데 (2) 통증이 나타나는 범위까지 하며 (3) 그럼 다음 다리를 내린다. (4) 발목을 배측굴곡시킨다. (5) 실행해 나감에 따라 머리와 목을 구부린다. (4)와 (5)에서 통증이 나타나면 SLR 양성이다. 이 검사에서 반대측 다리의 골반은 고정되어 있어야 한다.

에 있어 환자는 테이블 가장자리에 손과 장단지를 가져다 놓고 앉는다. 그런 뒤에 무릎을 완전 신전 시킨다. 이러한 동작이 다리 통증보다 요통을 더 조장시킬 때 이 검사는 '양성' 이라고 말한다(그림 1.8).

확증적 검사
(CONFIRMATORY TEST)

근전도, CT촬영, MRI 는 검사를 통해 위치를 알아내고 특별한 부위에서의 신경근 침해나 후종인대에 압력을 주면서 척수강에 돌출되거나 디스크가 탈출되었는지 확인할 수 있을지 모른다.

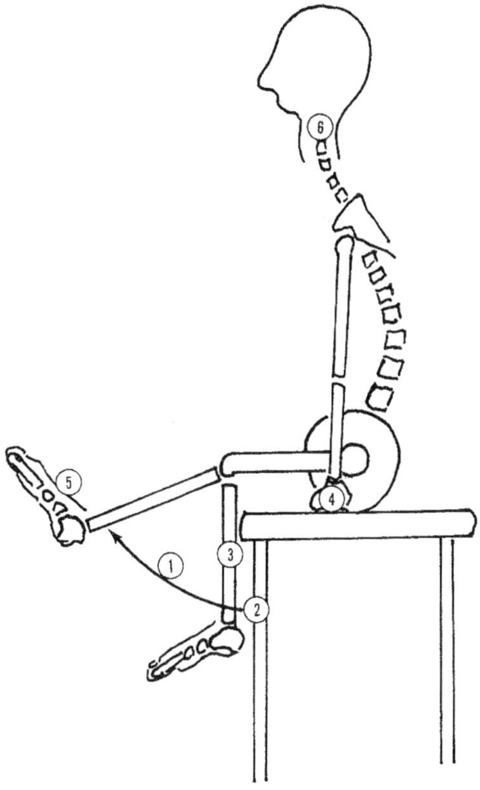

그림 1.8 "Flip test" 환자는 걸터앉은 자세를 취하고 통증이 보일 때까지 무릎을 신전한다. 다른 다리는 아래로 쳐진 상태이고 손을 테이블에 두고 몸을 지지한다. 발목은 검사하는 동안 정확하게 배측 굴곡 시키거나 불완전한 굴곡을 사용할 수 있다.

근성 요통
(MYOGENIC LOW BACK PAIN)

요통을 가지고 있는 환자의 병력은 척추기립근의 잘못된 사용이나 과사용으로 인한 근성문제를 제시하고 있다. 디스크성 요통은 자극적인 근육 반응과 통증으로 복잡해지고 근수축 또한 디스크성 압력을 증가시킨다는 것을 명심해야 한다.

요통이 근육성이라는 것을 보여주는 몇몇의 진단적 요소가 있다.

1. 국소적 압통이 있다.
2. 수동적 신장에 의해 통증이 재발한다.
3. 통증은 저항에 대항한 분리된 근육 수축에 의해 악화된다.
4. 압통은 우선적으로 척추주위근의 바깥에서 중심으로 나타난다.

또한 대둔근의 주기적인 압통(tenderness)도 있다. 일반적으로 근성 통증이라고 확증하는 진단검사는 없다. 진단은 전적으로 임상에 달려 있다.

긴장성 근염 증상
(TENSION MYOSITIS SYNDROME)

Sarno의 고전적인 문서에서[39] 전부가 아닐지라도 요통의 대부분은 긴장성 근염 증상(TMS)에 의해 발생하고 이것은 깊게 자리한 감정적 긴장과 연관된 근육 긴장과 깊게 자리한 억제된 감정 문제의 외적 표현으로 근육과 함께 나타난다. 이것은 뚜렷한 신경생리학적 확증을 갖는 자극적인 개념이다.[40] 이 개념에서 깊게 자리한 감정적 스트레스로부터 초래된 혈관운동수축으로부터 근육의 국소적 허혈은 동작을 제한하고 통증을 일으킨다(그림 1.9~1.12).

이 개념은 적당한 치료를 경험하고 그것을 받아들인 환자에게 명백한 이득을 가져왔고 널리 수용되었다. 이런 개념이 받아들일 수 있지만 Sarno는 좀더 진행

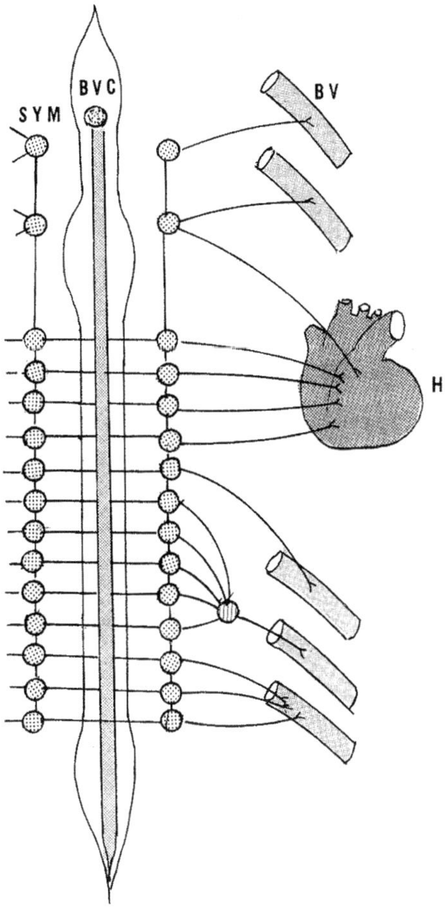

그림 1.9 순환의 교감신경계 조절. 자율신경계는 혈관과 심장의 혈관운동시스템을 조절한다. 척수의 상위레벨에 혈관운동중추가 위치한다.

시켰고 요통에 대한 어떤 물리적 기초가 없으며 현재 문헌의 내용과는 상반된다고 주장했다.

TMS에 대한 개념은 이러한 긴장(tension)이 거꾸로 통증과 장애를 초래하는 허리 기능의 정상 물리적 요소에 영향을 미친다는 것으로 적용한다는 것은 받아들일만하다. 후의 연구는 치료의 한 부분으로 뒤 따를 것이다.

TMS에 대한 검사는 원위 압력에 의해 영향을 받은 근육을 넘어 국소적 압통을 나타낸다. TMS의 표현에서 압통 또한 허리 근육보다 다른 부위의 근육에서도 나타난다.[41]

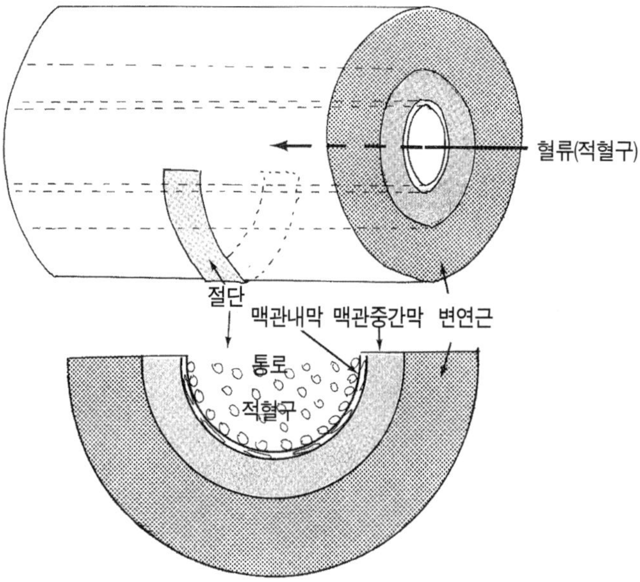

그림 1.10 동맥혈관내강 조절. 동맥관내강을 외측으로 보면 혈관내막, 근육층, 외막 순으로 싸여 있다. 근육이 수축함에 따라 관내강이 수축되고 혈액흐름이 줄어든다.

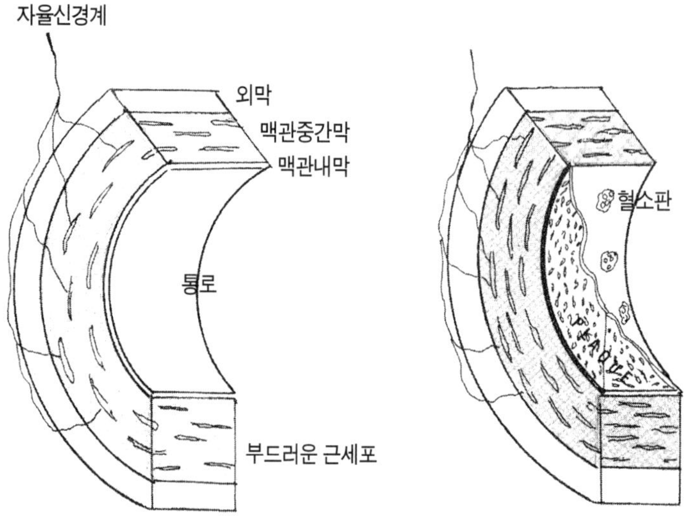

그림 1.11 혈관의 근육층의 조절. 왼쪽은 혈관의 세 개 층에 의한 정상적인 조절을 보여준다. 과도하게 연장된 자동적 자극은 관내강을 좁고 두텁게 만드는 근 수축을 일으킨다. 혈액 흐름의 연장된 압축은 관내강 안에 혈소판의 침착을 일으킨다.

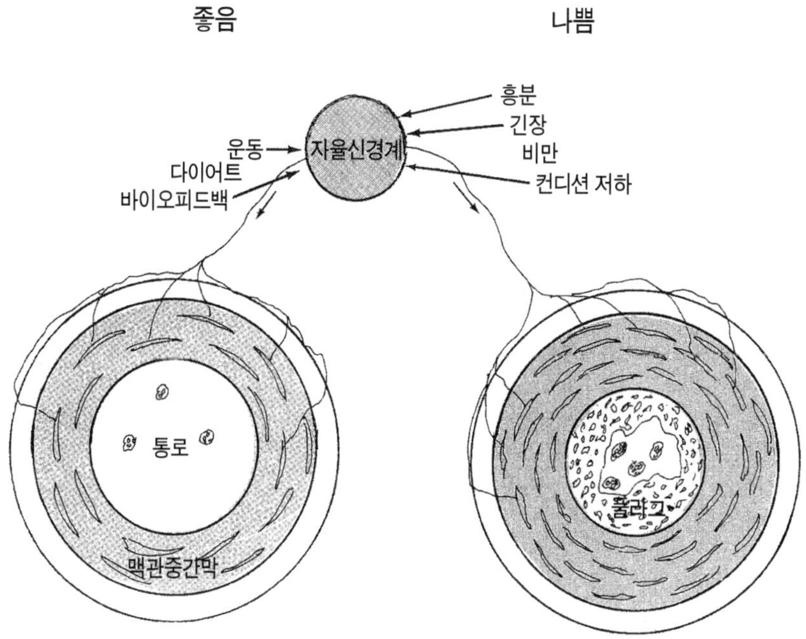

그림 1.12 혈관의 자동적 조절의 좋고 나쁜 영향. 자율신경계는 운동과 적절한 음식섭취로 인해 순조롭게 혈관을 확장시킨다. 흥분, 긴장, 비만, 상태가 좋지 않음은 나쁘게 혈관에 영향을 주고 결과적으로 죽상경화증과 플라그를 형성시킨다.

표 1.1에서 이러한 구역들을 기록해 뒀다.[41)]

허리보다 다른 근육압통(muscle tenderness)의 많은 부분이 국소적 압통에 대한 기초로서 일반화된 TMS의 표현을 의미한다. 많은 환자들이 하루에 처음 적은 시간동안 통증을 가지다가 활동하면서 감소된다고 보고하고 있다. 하루

표 1.1 TMS 환자에서의 촉진시 보이는 압통부위

둔부	60%
어깨	12%
목	9%
요추부	8%
흉부	7%
기타	4%

Reproduced form sarno J. *Mind voer back pain*. New York: William Morrow, 1984:74.

중 초기에는 통증이 없다가 점점 증가하는 거꾸로 된 다른 경우들도 있다. 통증은 보통 만성이고 일반적으로 열을 적용하는 것 뿐만 아니라 치료도구(modalities)와 수용 될만한 많은 방법으로도 경감되지 않는다.

검사는 적어도 통증 부위를 넘어서 압통이나 재발한 특정 통증과 환자에 의해서 확인된 영역을 넘어선 깊은 원위 압력이 필요하다.

근성통증(Muscular pain)은 더욱이 허혈의 결과로서 사료되어 왔고 직접적인 경로를 가질 수도 있고 운동신경을 경유해서 중재 될 수도 있다.

Frykholm[40]의 주장에 의하면 운동신경을 전기적으로 자극하는 것으로 통증의 원인이 될 때 절대적으로 운동이 아니라 감각이 된다고 주장하고 있다. 이러한 소견은 잠재적인 침해수용장소로 근육을 의미한다.

요통의 관절돌기면의 병인학
(FACET ETIOLOGY OF LOW BACK PAIN)

관절돌기면 병리로 발생한 요통은 허리의 수동 · 능동 신전시 국소적 요통이 발생하여 알아차릴 수 있고 동측의 외측기울임으로 더욱 심해진다. 관절돌기면 도처에 국소적 압통이 있다. 4장에서 후관절 병리에 대한 충분한 논의가 있을 것이다.

척추협착
(SPINAL STENOSIS)

척추협착증은 가파행(아미의 압박에 의한 간헐적 파행 pseudoclaudication)의 병력이 있을 때 알 수 있다. 가파행이 관절돌기면 협착(facet arthrosis)과 디스크성 질병(discogenic distase)과 동반하여 발생하기 때문에 이것들 둘 다 병력과 물리적 증거에서 보여진다. 방사선 연구에 의한 확증과 병력은 일반적으로 척추협착증의 진단을 하게 한다.

가파행 병력은 허리와 하지 통증 중에 하나이며 그것은 보행한 후에 나타나

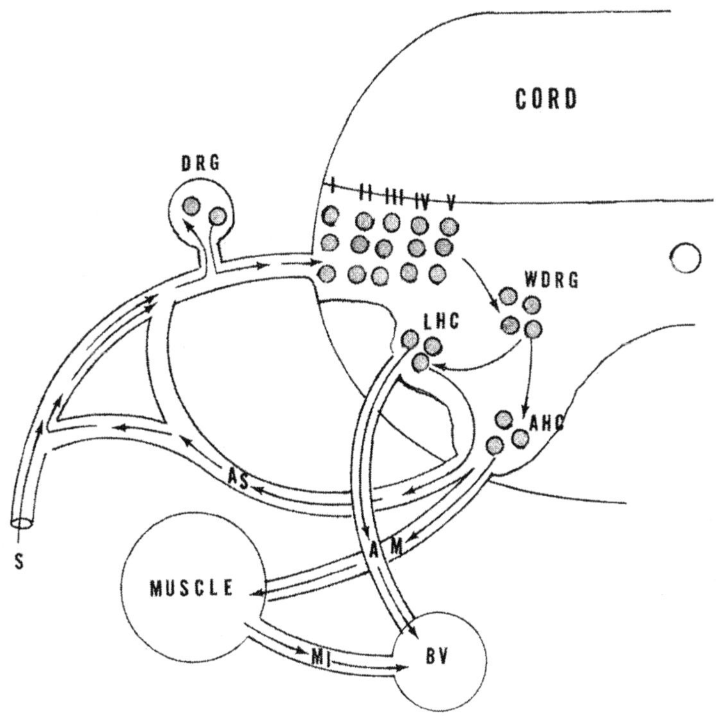

그림 1.13 신경근의 구성. 정형적인 신경근은 다음과 같은 것들은 포함하고 있다. 후근절(DRG)로 들어가는 감각성 섬유(S)와 회색질(gray matter)에 있는 Rexed layers Ⅰ,Ⅱ,Ⅲ,Ⅳ & Ⅴ가 있다. 외측뿔세포(LHC)와 전각세포(AHC)에 신경세포간 연결을 가지고 있는 넓은 동적범주 신경절(WDRG)이 있다. 전각세포(motor M)섬유는 특정한 근육에 간다. 외측뿔(LHC)에서부터 방사된 교감신경섬유(A)는 혈관(BV)과 감각(AS)으로 간다.

고 보행을 그만두면 경감한다. 그리고 앉기나 앞으로 기울이기와 같은 체간 굴곡 자세를 취한다. 하지에 나타난 통증은 보통 편측성이고 하지의 근육분절 & 피부분절에서 감각 약화, 감각 둔화가 동반된다. 통증 경감 또한 환자가 앉거나 앞으로 기대기(leaning forward), 드러눕기 등을 통해 발생한다. 진단학적으로 신전에서 굴곡으로의 자세 변화가 있는 징후가 나타난다.

척추 협착증에 대한 Phalen-like test는 환자가 기립자세로 섬으로써 징후(하지 통증, 약화, 둔화)가 재발하고, 후방으로 기울고 오랫동안 또는 하루 종일 그 자세를 지속하는 자세는 협착(증)을 가중 시킨다. 환자가 수분 동안 전방굴곡자세를 취함으로써 경감된다. 최종 진단은 이미지 검사를 통해 이루어진다.

신경근 관련 신경학적 결정
(NEUROLOGIC DETERMINATION OF NERVE ROOT INVOLVEMENT)

요천추총으로부터의 방사통에 연관되고 기인하는 신경근이 무엇인지 결정하는 것에 있어서 주의 깊은 신경학적 검사가 진단적이다. touch, pin scratch, cotton wisps에 의한 감각 검사나 tuning fork는 신경근 레벨을 결정할 것이다(그림 1.13). 근육분절 부위를 결정하기 위한 특수 근육 운동 검사는 수기로 그 근육의 반복적인 수축에 의해 지구력과 근력을 측정하고 저항을 주면서 이루어진다. L1에서 S1까지의 모든 신경근이 요천신경총에서 나오므로 하지의 각 근육들을 검사해야 하고 반대측의 동일 근육도 비교해 보아야 한다.

S1신경근은 가자미근과 비복근에 공급되고 그런 까닭에 한 발로 서 있고 반복적으로 들어올리기를 시켜 근력과 지구력을 평가할 수 있다. 경한 신경근 병변은 조금의 수축을 허용하지만 반복적인 들어올리기는 실패할 것이다. 이것은 바로 누운자세에서 무릎을 90도 굴곡 시킨 상태로 교각자세를 만든 후 한 다리를 신전시킨 상태에서 반대 발뒤꿈치를 들어올려 골반이 반복적으로 들리는지 알아봄으로써 알아볼 수 있다. 다른 다리도 똑같이 시행한다(그림 1.14).

S1 근육분절은 또한 슬괵근을 검사해서 평가할 수 있다. L4 피부분절은 하퇴의 내측영역이다. S1, L4, L5 신경근은 Laseque SLR test의 양성과 관련이 있으나 더 높은 레벨의 포착(entrapment)에서는 양성이 나오지 않는다. L3 근육분절은

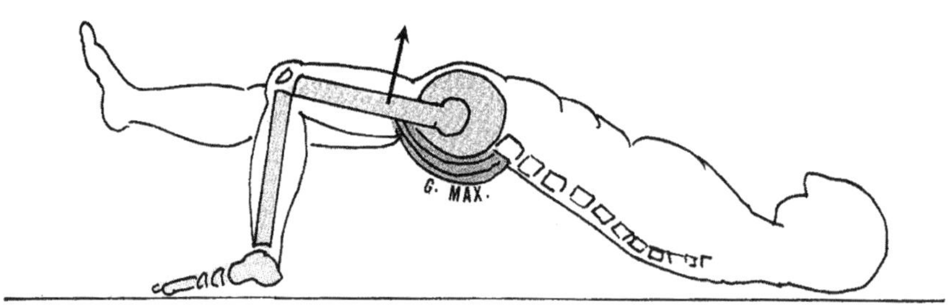

그림 1.14 대둔근을 검사함으로써 S1 근육분절을 검사. 환자는 바로 누운 상태에서 무릎을 90° 한 상태에서 골반을 계속적으로 들어올려서 지구력과 근력을 검사한다. 다른 쪽 다리도 똑같이 실시한다.

대퇴사두근에 있고 피부분절 영역은 대퇴 후부와 무릎의 앞부분에 있다. knee jerk reflex는 L3~L4 신경근을 명시한다. SLR은 양성이 아니라 대퇴신경의 신장검사가 양성이다. 대퇴신경신장 검사는 엎드려 누운자세에서 무릎을 굴곡 시킨 상태에서 수행한다. 발이 둔부에 가까워짐에 따라 다른 하지에서는 나타나지 않는 대퇴전면부에 통증이 있게 된다(그림 1.15).

근기능의 임상적 측정
(CLINICAL MEASUREMENT OF MUSCLE FUNCTION)

척추 기능의 조절이 전반적으로 적절한 근 기능에 달려있으므로 이런 운동기능은 안전 상태와 운동 상태 둘 모두에서 평가 되어야 한다. 불행이도 이러한 측정 검사법은 효과적이지 못한 것으로 되어 있다. 물리적 결과 변수(신빙성, 세밀함, 민감함)의 부족함이 있고 임상적으로는 적절하다.

운동기능에 결함을 갖고 있는 근육은 체간 깊숙이 있고 척추체에 가까이 있거나 전통적 근육 검사는 척주(vertebral column)에 안정성을 가져다주는 것과는 거리가 멀다.

복횡근(transversus abdominis)과 다열(multifidus)와 같은 근육들은 척추의 활동에 독립적으로 사지근육의 낮은 등척성 수축에서 수축한다.

이런 안정화 근육을 겸사하기 위해서 환자는 복부를 끌어당기고 그 상태로

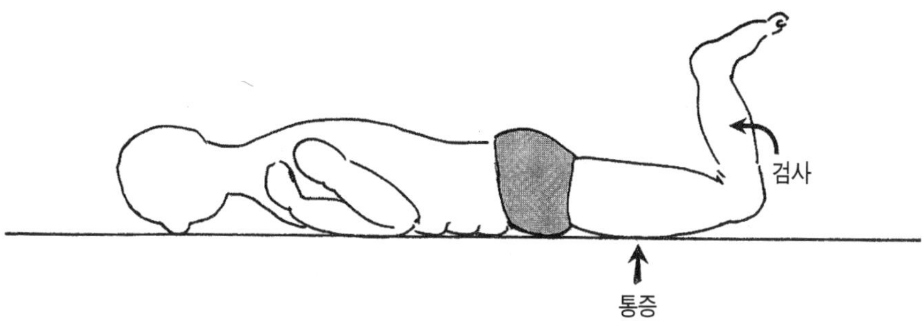

그림 1.15 대퇴신장검사. 환자가 엎드려 누운 상태에서 무릎을 굴곡하고 발을 둔부까지 가져감에 따라 통증이 대퇴 앞부위에 나타나게 된다.

10초 또는 그 이상 유지한다. 이러한 근육들은 전체근육(global muscle)의 수축 없이 활동해야만 한다(그림 1.16). 다열근(multifidus)의 검사 또한 어려울 지라도 필요하다. 엎드린 자세에서 검진자가 깊게 척추에 인접한 요추주위에 있는 근육을 촉지 해 본다. 엎드려 누운자세에서 환자에게 "복부 천근 아래의 근육을 팽창시켜라" 고 요구한다. 이것은 환자에게 훈련이 필요할지 모른다. 적절한 골반경사 또한 깊이 자리 잡은 안정화 근육 검사이다.

경내막 압력증가 검사
(TEST OF AN INCREASE IN INTRATHECAL PRESSURE)

병력이 나와 있는 방사통을 드러나게 하는 경내막압(intrathecal)의 증가는 경내막압(intrathecal)을 증가시키는 방법으로 검사할 수 있다. 몇몇 검사가 사용될 수 있다.

밀그램 검사 (The Milgram Test)

환자는 바로 누운 자세를 취한 상태에서 가볍게 하지를 들어 올린 상태를 30초 동안 유지한다. 만약 방사통이 나타난다면 양성반응이다. 복부근의 약화에

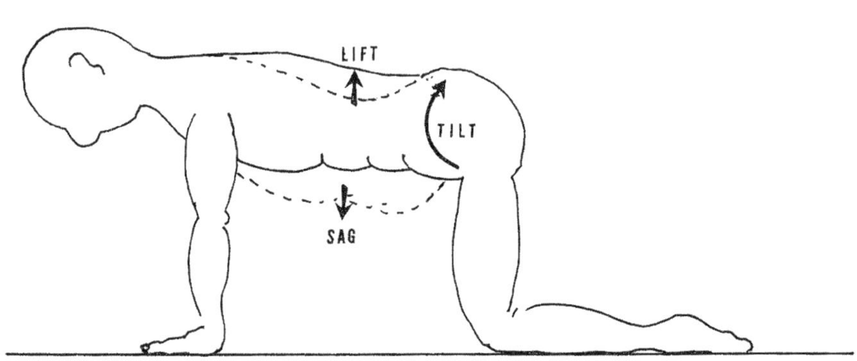

그림 1.16 'Drawing-in' 깊이 있는 근육 검사. 환자는 네 발기기 자세에서 요부를 들어올리고 10초이상 그대로 유지한다.

서 이런 방법(maneuver)이 요통을 조장하는 요부만곡의 과신전을 만들지 모른다. 이런 구별이 임상적으로 확인되어야 한다(그림 1.17).

나프지기 검사 (Naffziger Test)

경막내압(intrathecal)의 증가는 환자 얼굴이 홍조를 띌 때까지 거의 10초정도 목의 목정맥(jugular veins)을 압박함으로써 조장할 수 있다. 목정맥을 압박하는 동안 환자는 기침을 하려 한다. 양성반응은 다른 척수압박 징후에서도 나타나므로 추간판 탈출의 유효한 진단은 아니다. 요추 추간판 탈출의 일반적 검사는 될 수 있으나 최선은 아니며, 신경근 압박을 확인해야 한다.

발살바 방법 (Valsalva maneuver)

하지로의 방사통은 경막신경압박으로 제안된 재채기, 기침 또는 배설, 배뇨를 하기 위한 힘주기에 의해 악화되고 발생한다. 이 검사는 숨을 참는 동안 환자에게 배설할려고 해보라고 요구하면서 본질적으로 병력상 주의 깊게 행해져야 한다. 이 검사는 진단적 질병에 대해 특별하진 않지만 거의 경막 내압 상승검사이다.

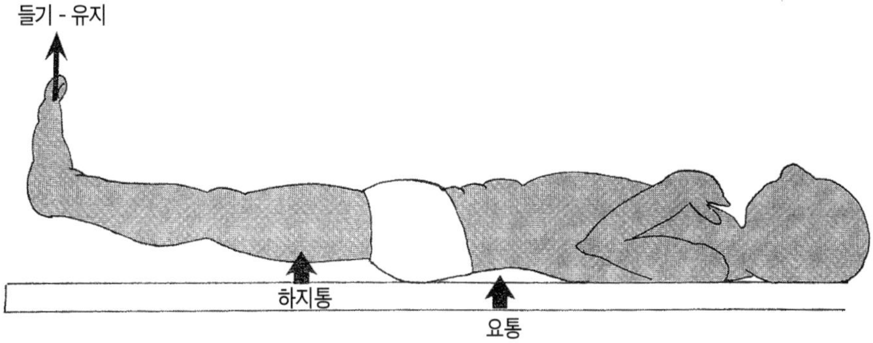

그림 1.17 밀그램 검사. 환자는 능동적으로 두 다리를 테이블에서 3인치 정도 들어올린다. 그런 다음 환자는 30초정도 그대로 유지한다. 만약 통증이 다리 쪽으로 내려가면 양성이다.

커닝 검사 (Kernig Test)

강하게 머리와 목을 굴곡하는 것은 경막초를 신장하게 하고, 반복 배측 굴곡하면서 하지거상 검사(SLR test)를 하는 것과 비슷하다. 이 방법으로 발생한 방사통은 양성 반응이다.

근전도
(ELECTROMYOGRAPHY)

신경근의 포착(entrapment)의 주관적이고 객관적인 증거가 있을 때 근전도 검사는 이런 신경병의 객관적 증거를 확인하고 정확하게 어느 위치인지 명시한다.

추간판 조영법
(DISCOGRAPHY)

디스크 핵에 X선 사진에 나타나는 물질을 주입하는 것은 추간판 탈출이 있는가를 명시함으로서 옹호되어 왔고, 어느 디스크에 연관되어 있는지 정확하게 판별해 내고 있다. 통증의 재발성 또한 탈출된 디스크가 환자 통증과 관련성을 확증하는 것으로 생각된다. 적절한 검사, 주의 깊고 의미 있는 병력, 진단 방사선상의 확증은 환자 징후와 소견의 원인과 출현을 결정하도록 해 준다.

요약
(SUMMARY)

병력상에서 말한 것을 확인하기 위한 객관적 소견을 결정하는 의미 있는 검사는 검사로 이끌어낸 편위에 대한 인식과 기능해부학에 대한 완전한 이해에 의존한다.

확증적 검사를 위한 그들의 해부병리와 모든 증상을 기인한다는 정량은 설득력을 잃고 있다. 이런 검사는 단지 검진자에 의해 수행되는 임상적 검사의 결과를 분명하게 할 뿐이다. 이런 검사에 라벨을 주는 것은 단지 그런 라벨의 진정한 의미가 이해되고 환자에게 주어졌을 때만 받아 들여 진다.

'종말기관(end-organ)[관절돌기면(facets), 추간판(disc), 인대(ligament), 근육(muscles)]' 에 의해 완성되고 끝맺는 신경근 활성 패턴으로 시작되려는 경향이 있다. 그 패턴은 대뇌피질에 깊이 스며들고 연습과 반복을 통해 수정된다. 그 패턴은 중뇌, 기저핵, 소뇌와 함께 정합하며 척수를 통해 근육계에 전달된다. 근육계는 기능적 단위로 활성화되기 위해 척수세포와 골지건의 내적시스템에 의해 정합된다.

참고문헌

(REFERENCES)

1. Walker BF. The prevalence of low back pain: a systematic review of the literature from 1966 to 1998. *J Spinal Disorders* 2000;13:205-217.
2. Bombardier C, Baldwin J-A, Crull L. The epidemiology of reffional musculo-skeletal disorders: Canada. In: Hadler NM, ed. *Arthritis and society*. London: Butterworths, 1985:104-118.
3. Bigos S, Barrice M. The impact of spinal disorders in industry. In:Frymoyer JW, ed. *The adult spine: principles and practice*, 2nd ed.Philadelphia: Lippincott-Raven,1997:151-161
4. Teasell R, Harth M. Functional restoration. Returning patients with chronic low back pain to work: revolution or fad? *Spine* 996:21:844-847.
5. Dillane J, Fry J, Kalton G. Acute back syndrome: a study from general practice. *BMJ* 1996:2:82-84
6. Brown L, ed. *The new shorter Oxford English dictionary*. Oxford: Clarendon Press, 1993.
7. Thomas CL, ed. *Taber's cyclopedic medical dictionary*, 16th ed.

Philadelphia: FA Davis, 1989.
8. Laros GS. Differential diagnosis oflow back pain. In: Mayer TG, Mooney V, Gatcbel RJ, eds. *Contemporary conservative care for painful spinal disorders*, Philadelphia: Lea & Febiger, 1991.
9. World Health Organization. *International classification of impairmens, disabilities and handicaps*. Geneva: World Health Organization, 1980.
10. American Medical Association. Guides to the evaluation of permanent impairments of the extremities and back. *JAMA* 1958:66(Suppl):1.
11. U.S. Bureau of Disability Insurance. *Disability evaluation under Social Security: a handbooh for physicians*. Washington, DC: US Government Printing Office, 1970.
12. *Report of the Commission on the Evaluation of Pain*. SSA Pub 64-031, US Dept of Health and Human Services, Social Security Administration, Office of Disability, March 1987.
13. White EJ, Panjabi MM. *Clinical biomechanics ofthe spine*. Philadelphia:JB Lippincott, 1978.
14. Farfan I-IF. *Mechanical disorders of the low bach*. Philadelphia: Lea & Febiger, 1973.
15. White AA III, Panjabi RIIM. *Clinical biomechanics of the spine*, 2nd ed. Philadelphia: JB Lippincott, 1990.
16. Muggleton JM, Kondracki M, Alien R. Spinal fusion for lumbar instability: does it have a scientific basis? *J Spinal Disord* 2000;13:3:200-204.
17. Ahn-H, Cho Y-W, Ahn M-W, et al. mRNA expression of cytokines and chemokines in herniated lumbar intervertebral discs. *Spine* 2002;27:9:911-917.
18. Balkwill F. Cytokine amplification and inhibition of immune and in flammatory responses. *J Viral Hepat* 1997;4(Suppl 2):615.
19. Waddell G, Main CJ, Morris EW, et al. Chronic low back pain: psychelogical distress and illness behavior. *Spine* 19849:209
20. Inman VT, Ralston HJ, Todd F. *Human walking*. Baltimore: Williams & Wilkins, 1981
21. Mixter WJ, Barr JS. Rupture of the intervertebral disc with involvement of the spinal canal. *N Engl J Med* 1934;211:210.

22. Eklund JA, Corlett EN. Shrinkage as a measure of the effect of load on the spine. *Spine* 1984:9:189.
23. Bernard TN Jr, Kirkaldy-Willis WH. Recognizing specific characteristic of nonspecific low back pain. *Clin Orthop* 1987;217:266-280.
24. Nachemson AL. The natural course of low back pain. *Proceedings of the American Academy of Orthopaedic Surgeons, Symposium on Idiopathic Low Back Pain*, Miami, Fl, December 1980. St. Louis: CV Mosby, 1982:46-51.
25. Maigne R. *Diagnosis and treatment of pain of vertebral origin*, Baltimore: Williams & Wilkins, 1996.
26. Nachemson AL, Elfstrom G. Intravital dynamic pressure measurements in lumbar discs: a study of common movements, maneuvers and exercises. *Scand J Rehabil Med* 1970;1:1.
27. Forst JJ. *Contribution à l'étude de La sciatique*. Paris, Thèse no. 33, 1881.
28. Laseque EC. Quoted in De Palma A, Rothman RH. *The intervertebral disc*. Philadelphia: WB Saunders, 1970.
29. Fajersztajn J. Uber das gekreuzte schiashanomen. *Wein Klin Wochenschr* 14:41.
30. Van Akkersveeken RF. On pain patterns of patients with lumbar nerve root entrapment. *Neuro-Orthopedics* 1993;14:81.
31. Van Akkerveeken RF. On pain patterns of patients with lumbar nerve root entrapment. *Neuro-Orthopedics* 1993;14:81.
32. Hippocrates. *Librium de Affectionibus* II, 25:166
33. Cotunnuius (Cotugno) D. *De Jschiade Neruosa. Graffer*, Vienna: 1770.
34. Wertheim-Salononson JKA. Pathologie en therapie der neuritis, myositis, zenuwgezwellen, neuralgie en myalgie. Scheltema en Holema. Amsterdam: 1911.
35. Verbiest H. Chronischer lumbaler vertebragener Schmerz: Pathomechanismus and Dianose. In: Benini A, ed. *Komplihationen and I~ilisserfolge des Lumbalen Dishus-chirurgie*, Bern: Huber, 1989.
36. Pedrini-Mille A, Weinstein JN, Found DEM, et al. Stimulation of dorsal root ganglia and degradation of rabbit annulus fibrosus. *Spine* 1990;15:12:1252-1256.

37. Howe JF, Leeser JD, Calvin WN. Mechanosensitivity of dorsal root ganglia anal chronically injured axons: a physiological basis for the radicular pain of nerve root compression. *Pain* 1977;3:25-41.
38. Yabuki S, Igarashi T , Kikuchi S. Application ofnucleus pulposus to the nerve root simultaneously reduces blood flow in dorsal root ganglion and corresponding hindpaw in the rat. *Spine 2000* ;25:12:1471-1476.
39. Sarno J. *Mind over back pain*. New York: William Merrow, 1984.
40. Verbiest H. The management of cervical spondylosis. *Clin Neurosurg* 1983;20:262.
41. Zimmemann M. Regulatory functions of the nervous system; as exemplified by the spinal motor system. In: Schmidt RF. *Fundamentals of neurophysiology*. New York: Springer-Verlag, 1985:210.
42. Mooney V, Robertson J. The facet syndrome. *Clin Orthop* 1976;115:149-156.
43. Keegan JJ, Garrett FD. The segmental distribution of the cutaneous nerves in the limbs of man. *Anat Rec* 1948;102:409.
44. Holt EP. The question of lumbar discography. *J Bone Joint Surg* 1968;50A:4:720-726.

2. 척주
The Vertebral Column

요추에 해당하는 척추열은 전 신체를 지지하는 복잡한 근-인대 구조로 이루어진 분절이다. 이들 구조는 중추신경계나 말초신경계에 기여하는 신경근 시스템이다. 척추열의 활동은 그들을 지지하거나 기능적인 동역학을 하는데 있어 의도된 업무가 주어졌을 때 대뇌피질에서 이루어진다고 알려져 있다. 의도된 활동은 척수의 신경로를 통해 척추열의 근육에 마지막으로 도달하여 이루어진다(그림 2.1).

대뇌피질에서 기시한 자극들과 마지막으로 작용하는 근육들은 패턴화되어 나타난다. 이러한 패턴들은 선천적이고 전체적(gross)이지만 훈련, 연습, 수행을 통해 정확성과 완전성, 강도를 증대시킬 수 있다.

패턴의 특이성은 중추신경계로 가는 감각 되먹임(feedback)에 의해 직접적이고 즉각적인 수정이 가능하다. 이들 패턴에 대한 방법과 완전한 이해 없이는 정상적인 요부 기능에 대한 올바른 평가를 못할 뿐만 아니라 기능을 증가시키는 노력도 하지 못한다. 그리고 통증을 감소시키기 위한 접근이 어렵게 된다.

본문은 이러한 개념을 명백히 하고 최근까지 의문시 되어온 것에 대해 해결하고자 쓰여졌다.

Wilder Penfield 의 초기 연구들은[1] 전운동 피질(Premotor Cortex)에 있는 단일신경원의 자극에 의한 특정한 근육 반응을 알아냈다. 그는 앞서 말한것과 같이 전운동 피질의 커다란 Betz 세포들에 기시되어진 특정한 말초 근육활동과 연관된다.

후기 연구들은 이러한 개별화된 근육반응과 모든 움직임은 패턴화되어 나타난다고 가정하였다.[2)~5)] 이러한 패턴들은 피질, 중뇌, 기저핵, 소뇌에 존재한다고 여겨지고 있다. 척추의 모든 말초근육들은 체간근육들과 같이 의도된 활동에 대해 안정성을 유지하거나 초기 동역학활동, 아니면 이 둘 모두를 이루기 위해 패턴화되어 활동한다(그림 2.2).

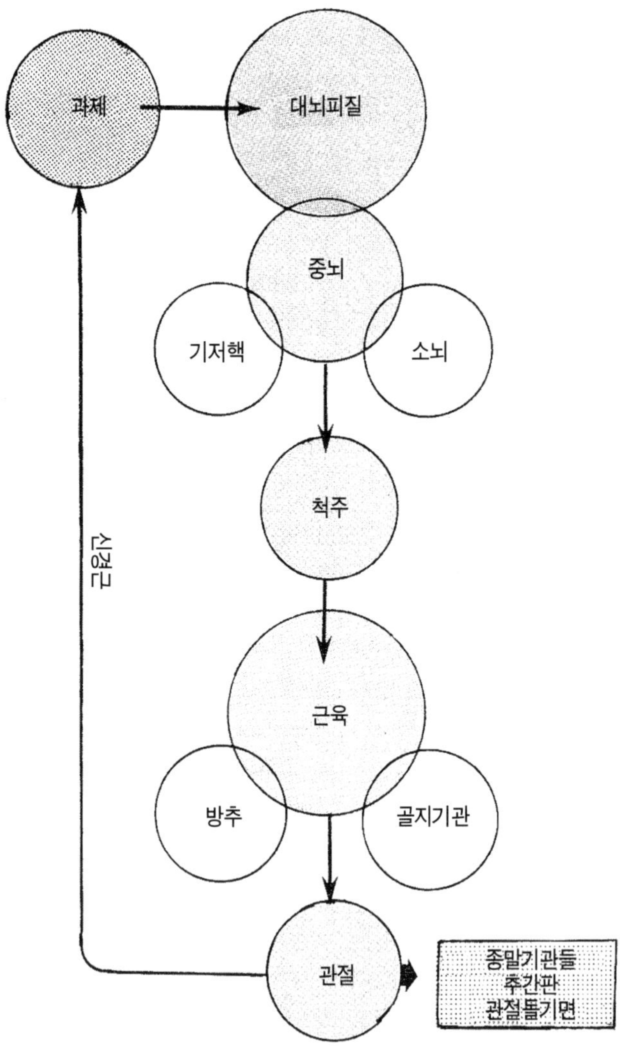

그림 2.1 척수활동의 신경학적 단계. 개개의 의도된 움직임은 대뇌피질에서 기시한다. 모든 근골격계 움직임은 피질, 중뇌, 기저핵(BSL CGL)에 새겨져 있고 소뇌(CRBLM)에 새겨져있는 패턴으로 나타난다. 신경학적 자극들은 척수에서 척수의 방추외근섬유를 통해 전송된다. 근수축들은 근육의 강도, 긴장, 속도와 관련깊은 근방추시스템과 골지건에 의해 조정된다. 그 근육들은 마지막으로 척추의 관절 부분들을 움직인다: 디스크들과 관절돌기면.

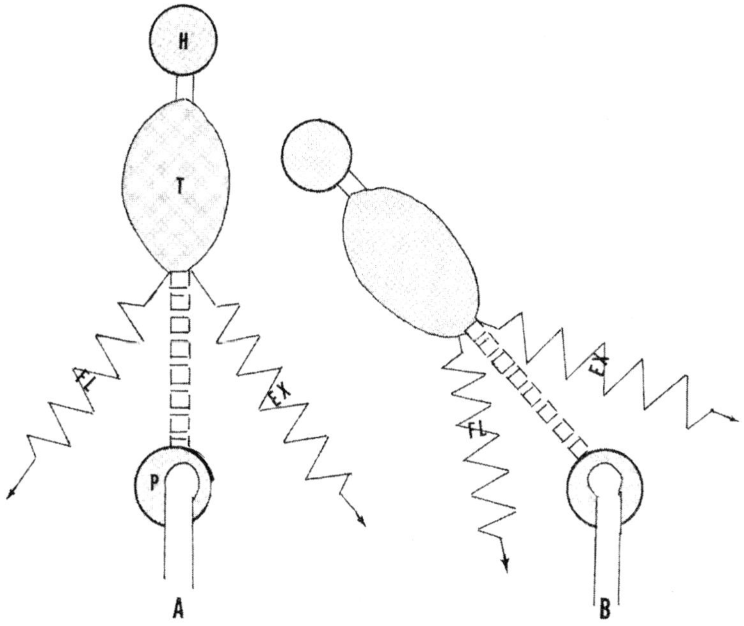

그림 2.2 척추열에서 안정화와 근육활동. A: 중력중심선에 적합화된 골반(P), 흉곽(T), 머리(H)를 통해 안정화된 척추기립. 굴근(FL)과 신근(EX)들은 안정성을 유지시킨다. B: Isokinetically하게 수축한 굴근 활동을 감속시키는 신전근을 통한 동역학적 굴곡.

모든 운동신경(motor) 활동은 두 단계로 나타난다: 계획과 수행 활동의 활성화시기의 단계는 피질, 중뇌, 기저핵, 소뇌 와 같은 상위신경중추에서 계획된다. 정확한 염력이나 힘은 피질과 중뇌에서 다루어지지 않는다. 이러한 실행단계는 근방추나 골지체 시스템에 의한 근조직 시스템에서 조정된다. 수많은 신경생리학자들은 뇌가 묘사한 움직임인지 아닌지에 대한 질문을 제기하지만 이러한 질문의 답은 아직 찾지 못하고 있다.

척추열에서 신경근 시스템 지지와 안정화, 척추인대의 활동의 궁극적 움직임이 나타나는 말초관절은 디스크와 facet이다. 어떤 부적합한 움직임과 부적당한 안정화 힘은 이들 원위관절들의 손상의 결과를 초래하고 결국 통증과 기능부전을 나타내게 한다.

일단 인식된 중추신경계에 존재하는 신경근 패턴들은 적절한 치료수단에 의해 복원되거나 수정될 수 있다.[7)~9)]

요천추
(THE LUMBOSACRAL SPINE)

요천추는 디스크와 관절돌기면(facets)을 포함하는 5개의 기능적 조합인 요추로 구성된다. 두개의 인접한 추체와 모든 그들의 구성 부분들은 *기능적 조합*으로 구성되어진다. *척추인대*는 낭(capsules)을 포함해 추체, 추간판 디스크, 종인대, 관절돌기면(facet)들로 구성된다. 기능적 조합으로 이루어진 인접 두 추체

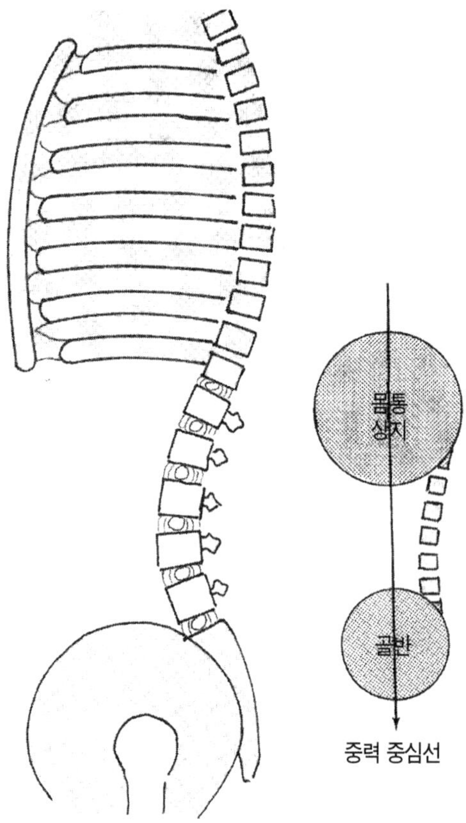

그림 2.3 척추인대. 요천추는 기본적으로 두개의 비탄력적 시스템을 지지한다 : 늑골에 의해 비탄력적으로 만들어진 흉추와 두개의 대퇴골두 사이에 관절을 이루는 골반. 이 그림은 요추라는 탄력적 막대에 의해 균형잡혀진 두개 분절의 불안정성을 똑바로 보여주고 있다.
(CG: 중력 중심선)

들은 종축인대에 의해 연결되고 추간판 디스크의 섬유륜에 의해 전방과 후방을 연결하고 관절돌기면 관절낭에 의해 후방부가 연결되어 있다. 요추는 기립자세에서 흉곽의 부하, 상지, 사지들의 어떤 무게들로 인한 종축 압력을 구조적으로 지지하고 있는데 이는 중력중심선으로부터 거리를 유지시킬 수 있게 한다.

척추인대는 중력중심선으로부터 팔이 벗어났을 때 손이 전달하는 무게가 몸무게의 반보다 작을 때에도 불안정하다고 알려져있다(그림 2.3).

척추인대에 의한 *척추기립*의 역학적 지지는 "척추의 표준 부하" 에서 추가된 부하가 가해졌을 때 휘어지는 수동적 하부조직임을 고려해야 한다. 초기 외부 근육조직은 수동적 하부조직의 부분으로 고려되지 않았지만 최근엔 이는 더 이상 진실로써 받아들여지지 않고 있다.[10), 11)]

근조직은 현재 척추기립을 유지하기 위한 필수요소라고 여겨지고 있다. 방추외근섬유는 근막과 건의 형태를 가지고 척추를 안정화시키는 필수요소이다.[12), 13)] 척추열 안정성은 방추외근섬유의 굴곡근과 신전근의 동시활동과 척추인대가 부합되어 이루어진다.[14), 15)]

척주인대의 구성요소

(COMPONENTS OF THE LIGAMENTOUS SPINE)

개개의 기능적 조합으로 이루어지고 수역학(Hydraulic) 시스템에 의해 분리된 두개의 인접추체를 포함한 척추열로 구성된다 : 추간판 디스크. 이들 기능조합은 압박력이나 움직임 수행에 대항하는 수역학적 지지에 기여한다(그림 2.4와 그림 2.5).

추간판

(THE INTERVERTEBRAL DISC)

척추활동의 신경학적 단계의 말단기관이라 여겨지는 추간판 디스크는 기능조합인 인접 두 추체 사이를 연결하는 탄력적 수역학구조로 이루어진다.

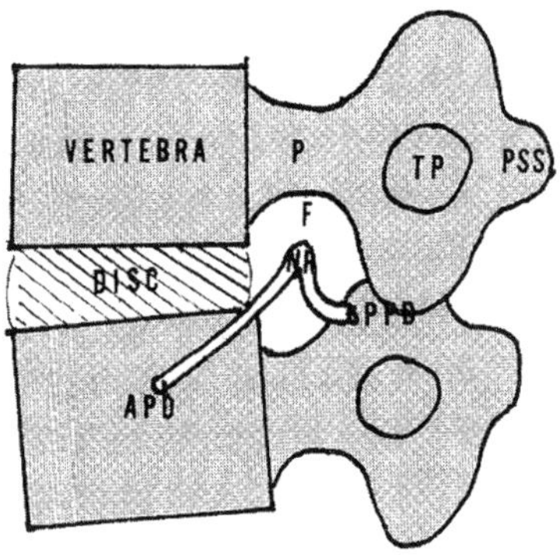

그림 2.4 측면에서 본 기능조합. 기능조합은 디스크에 의해 분리된 두개의 인접추체로 구성된다. 후방부는 추체 후방상부(PSS)를 이루고 후방부와 합쳐지고, 횡돌기(TP)에서 나온 추궁판(lamina)과 융합된 추궁근(pedicles)에 의한 골 아치가 형성된다. 두개의 추궁근 사이는 신경근(NR)이 나올때 통과하는 구멍(F)이고 신경근은 전방일차분지(APD)와 후방일차분지(PPD)로 나누어진다.

디스크는 콜라겐 섬유륜을 포함한 뮤코다당류 겔 기질로 구성되어진다. 이들 섬유들은 반대 척추종판에 부착되어 있고 섬유조직은 대략 30도 비스듬하게 추간공과 교차되어 있다. 섬유륜에서 각 섬유조직의 방향은 인접 섬유조직과는 완전히 다르다. 섬유륜은 디스크에 가해진 힘의 변화에 따라 그 길이나 각도가 변하게 된다(그림 2.6에서 2.8).

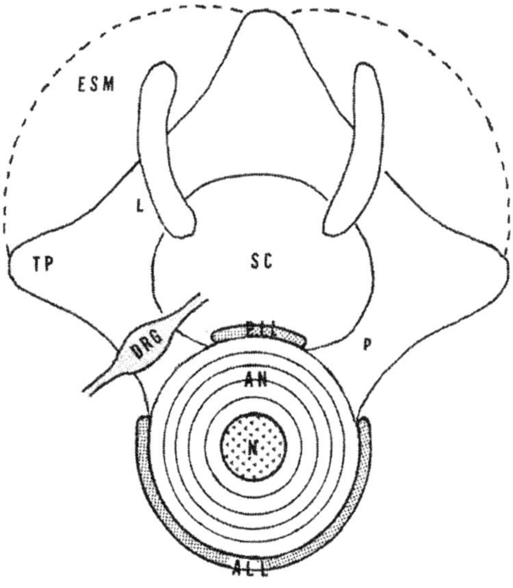

그림 2.5 요추의 상부모습. 요추는 아래와 같은 구조물을 포함한다: 추체의 후-외측으로부터 나와있는 추궁근(P); 체간 근육들(ESM)이 부착하는 횡돌기(TP); 관절돌기면(F)에서 돌출된 추궁판(L). 추궁판은 cauda equina의 신경근을 포함하는 척추관(SC)의 후방형태를 이룬다. 각 신경근들은 배측신경절(DRG)을 가진다. 긴 인대들과 전방 인대(ALL)들, 후방인대(PLL)들이 추체와 연결되고 섬유륜(AN)이 디스크의 외층을 이룬다. 디스크 핵(N)은 섬유륜의 중심에 위치한다.

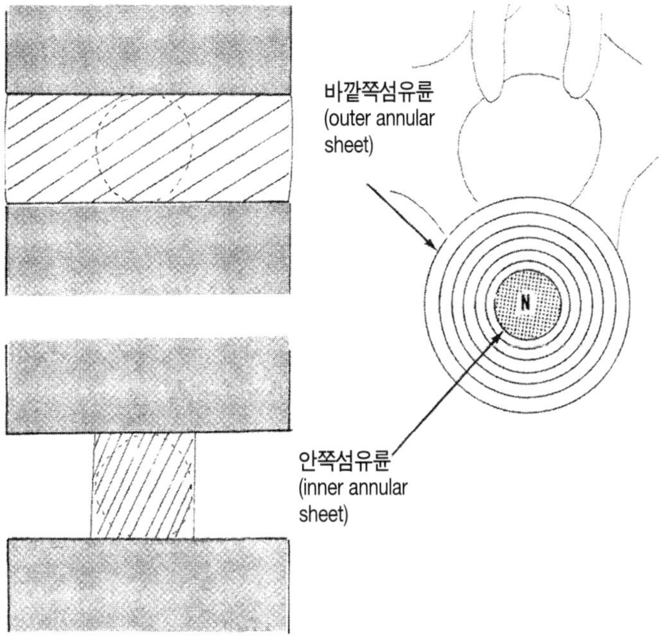

그림 2.6 디스크에서 콜라겐 섬유들의 다양한 각도. 섬유륜외층 각도는 생리적 길이를 가질 때 약 30도이다. 아래 그림은 섬유륜이 내층에 위치한 핵 가까이 짧아졌을때 보다 급한 각도를 보여주는 그림이다.

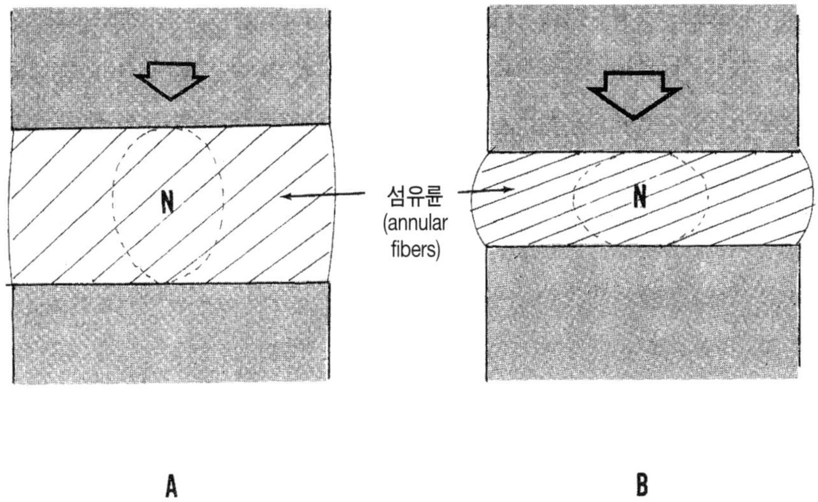

그림 2.7 압박에 따른 섬유륜의 길이와 각도. A: 이완된 디스크에서 핵(N). B: 압박 하에 있을때 핵 형태의 변화와 섬유륜의 길이와 각도가 변화한다.

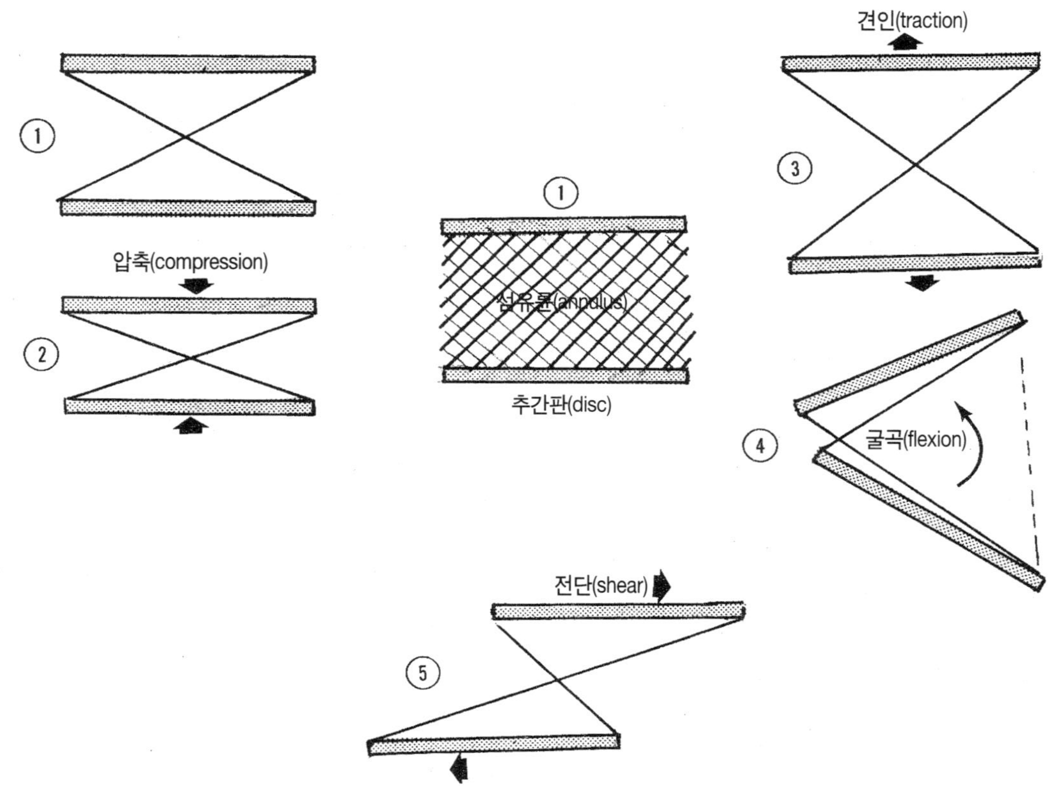

그림 2.8 다양한 힘이 주어졌을 때 섬유륜 각도. 중앙 : 섬유초들에서 섬유들의 각도 (1) 무압박시 섬유륜의 생리적 각도 (2) 압박하 (3) 신장력 하 (4) 굴곡과 신전 시 (5) 비틀림(전단) 시

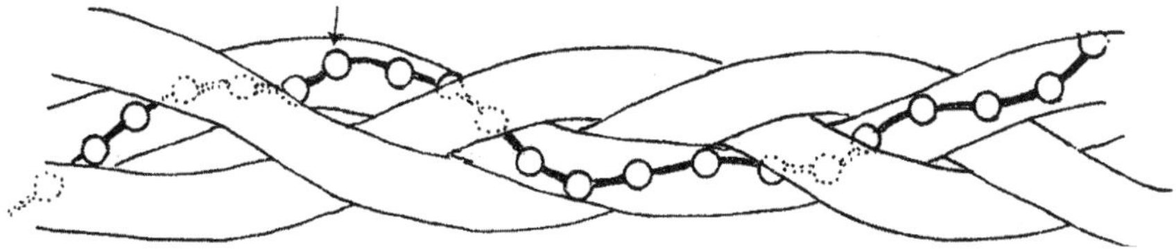

그림 2.9 콜라겐 섬유. 콜라겐섬유는 고리사슬 3개의 아미노산 나선이다. 그들은 섬유가 신전되었을때 꼬이지 않고 연장력이 제거되면 다시 꼬이는 생리학적 만곡을 가진다. 각각 교차되어진 체인은 결합되어져있다.

콜라겐 섬유

(COLLAGEN FIBERS)

콜라겐은 인체의 모든 연부조직의 구성요소이다: 인대, 건, 연골, 관절낭, 피부, 추간판, 반월판, 등등. 콜라겐 섬유는 아미노산의 복잡한 사슬인데 3개의 나선으로 꼬여진 사슬로서 특정한 만곡과 결합을 가진다.

11개의 발생학적으로 구별된 콜라겐 타입은 I~XI의 숫자로 명명되어졌다. 각 타입의 콜라겐은 (그림 2.9)의 형태로 아미노산이 구성된다.

디스크의 콜라겐 용량은 핵의 중심에서 바깥 섬유륜쪽으로 갈수록 점차 증가된다. 디스크의 섬유구성은 타입 I 과 타입 II 의 원섬유(fibrils)로 이루어지고 건조된 디스크 무게의 70%보다 많은 비중을 차지한다. 디스크의 섬유륜(annulus)에서 콜라겐 원섬유 형태의 장(sheet) 수는 대략 10에서 20이다. 원섬유의 각 장(sheet)은 반대방향으로 주행하며 그들의 측정각도로 미루어보건대 반대편 층판(lamella)이 이완되는 동안 다른 모든 층판의 회전력이 늘어남을 명백히 알 수 있다. 핵은 원섬유를 적게 가지고 있고 기하학상의 정렬이 없어서 그들의 연장은 임의대로 이루어진다. 핵의 정수압 효과는 다당류 기질로부터 생긴다.

디스크는 유체역학적으로 압박력을 무효화시키고 섬유륜이 그들의 생리적 길이로 연장되어져서 유지될때 떨어져 있는 척추종판을 유지시키는 역할을 한다. 인접한 척추의 유체역학적인 힘은 압박력, 굴곡, 신전을 허용하고 제한된 회전을 허용한 기능조합의 형태로 이루어져 있다. 어떤 파행(creep)은 생리적 제

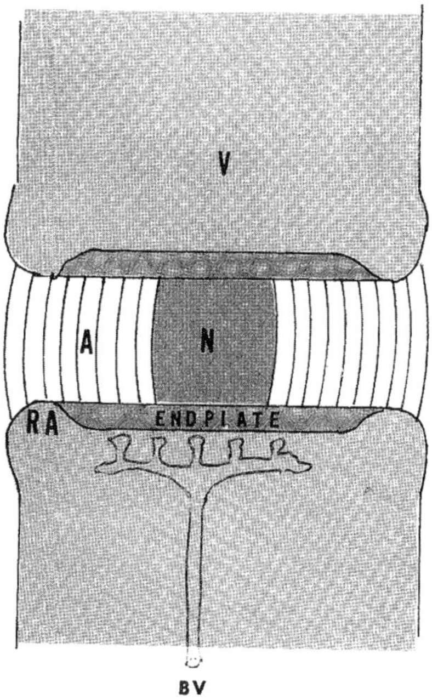

그림 2.10 추간판으로 혈액공급. 정상디스크로 들어가는 혈관(BV)은 없다. 골수(BM)에서 종판에 접근하고 구상종말(bulbous ends)에서 끝난다. 디스크의 압박과 이완을 통해 핵(N)과 섬유륜(A)으로 흡수된다.

한범위 내에서 허락된다.

추간원판은 무혈관 조직(그림 2.10)으로 흡수를 통해 영양분을 공급받는다.

이러한 의미는 하루 중 정상적 기능을 하기 위해서는 반드시 압박이 없는 기간과 굴곡-신전, 회전이나, 토크를 받는 기간을 가져야함을 뜻한다. 신경생리학적 말단기관의 하나이므로 중력의 압박력으로부터 이완시킬 수 있고 양측극상근의 수축을 통한 억제를 유도할 수 있다.

후방 척추 요소들

(POSTERIOR SPINAL ELEMENTS)

척추형태의 후방분절의 기능조합은 관절돌기면 관절, 추궁근, 추궁판, 후극상돌기, 척추관과 그것의 내용물들 추간공과 그 내용물 ; 마미신경근

관절돌기면 관절 : FACET

(ZYGAPOPHYSEAL JOINT : FACET)

관절돌기면 관절들은 신경학적 단계의 다른 원위관절로써 활액막 관절이다. 그들은 추궁판으로부터 발생한 뼈 돌출부다. 그들은 활액낭 안에 둘러싸여져 있다. 이는 충분한 redundancy는 큰 가동범위를 허용하지만 너무 얇아서 조직 제한을 할 수 없을 뿐만 아니라 복측부분은 황색인내(ligamentum flavum)에 의해 강화되어져 있다.

관절돌기면에 부착된 활액막은 두껍고 주름지어져 있다. 이들 주름안에 작은 지방패드가 존재하는데 관절공간의 몇 센티미터안에 존재하고 반월판의 적합함을 유지하는 기능을 하는 섬유지방질 반월판과 같은 형태의 구조로 이루어진다.

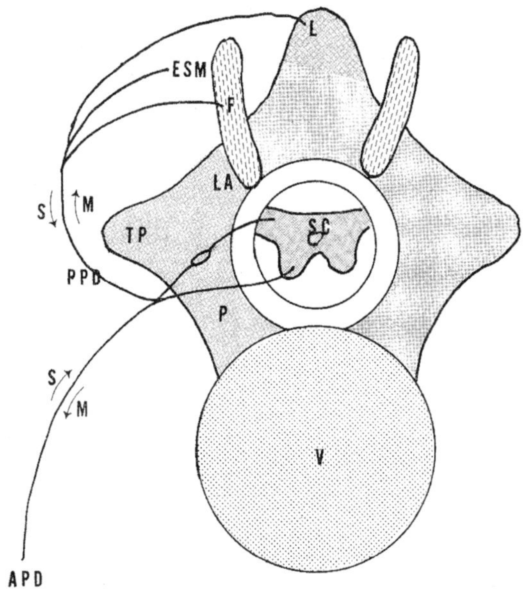

그림 2.11 관절돌기면 관절의 신경연접. 척수(SC)로부터 나온 신경근은 전방일차분지(APD)와 후방일차분지(PPD)로 나누어진다. 관절돌기면의 후방에 정지하는 척추신전근(ESM), 후방인대(L).LA, 추궁판; P는 추궁근 ; TP는 횡돌기 V는 추체.

관절돌기면 관절은 추간공으로부터 나온 후 신경근이 일차후지의 말초가지들에 의해 잘 분포되어진다(그림 2.11)

그들은 유해수용신경말단과 마찬가지로 고유수용기를 포함한다. 관절돌기면은 시상면에 놓여져 있고 그래서 기능단위의 굴곡과 신전을 허용하고 기능조합의 외측과 회전움직임을 최소화시킨다. 기능조합은 추궁근처럼 굴곡, 관절돌기면의 분리되고 추간공은 개방된다.

그들은 굴곡되고 사선과 시상방향의 관절돌기면에 의해 "전방전위(*listhesis*)"로 알려진 인접척주의 전단(shear) 움직임을 최소화시킨다.

임상적으로 관절돌기면은 기능적 단위의 움직임 안에서 뚜렷한 역할을 한다. 그들은 그들의 정렬에 반대되는 움직임을 예방한다 : 외측굴곡과 회전.

그들은 많은 고유수용기 종말기관으로부터 정보를 제공받는데 이는 어떠한 움직임의 정보를 중추신경계에 제공하고 움직임의 협응력을 도와준다. 그들은 또한 어떠한 외상이나 통증의 원인이 되는 염증으로부터 유해수용기자극을 전송하는 유해수용기 종말기관에 의해 널리 제공받는다.

척추의 기능적 인대
(LIGAMENTS IN SPINAL FUNCTION)

기능적 단위의 인대 : 전종인대, 후종인대, 황색인대, 추간인대, 후 극상인대는 척추의 안정성을 유지하기엔 너무나도 적다. 파행중 두개의 인접 척추의 인대들의 힘의 소실은 주요한 원인이 되지 않는다.[16)~18)]

척추관의 안쪽으로 연결된 황색인대는 뚜렷한 탄력성을 가지고 있는데 그것은 80% elastin 과 20%의 콜라겐을 가지므로 가능한 것이다. 그것은 관절돌기면의 관절낭을 역학적으로 강화시키고 추간공안으로 내밀어진것으로부터 그들을 보호한다. 그리고 추간공 안으로 신경근 압박의 원인이되는 것들로부터 보호한다.

극상인대는 극돌기의 인접 배측 끝에 연결된다. 이들 인대들은 높은 콜라겐 섬유 함유량을 가지고 있고 섬유의 불규칙한 정렬을 보이고 있어서 오직 후방 단위요소의 움직임을 제한하는것만 허용한다.

극간인대들은 인접 횡돌기를 연결하고 3부분으로 구분된다 : 복측, 중간, 배측. 이들 인대들은 엘라스틴보다 콜라겐을 많이 포함하고 있어서 탄력성과 신장력이 부족하다. 이들의 기능은 각 기능조합의 수동과 능동 가동범위의 제한이다. 그들은 무혈관이고 빈약한 신경지배가 이루어지고 있어서 고유수용기나 유해수용기의 역할은 불확실하게 남아있다.

후종인대와 전종인대는 척추기능에서 보다 특정한 역할을 한다. 그들은 인접 척추를 종적으로 주행하고 추체를 연결한다. 추간공간은 디스크의 섬유륜외층 부분에 의해 차지된다. 그들은 유해수용신경말단기관에 의해 넓게 신경지배되어진다.

후종인대는 손상된 디스크로부터 염증화될때 전송된 통증을 뚜렷히 인식한다.

허리의 근육들
(MUSCULAR SYSTEM OF THE LOW BACK)

요천추, 요부근육은 초기에 직선적인 힘, 즉,그들 근육에 해당하는 정지와 기시로부터 가지는 직접적인 길이의 활동에 의해 작용한다고 여겨졌다. 이들은 지금 다발성 분절 움직임을 한다고 여겨지고 다양한 부착지점에 의해 다양한 방향에서 분절이 활동한다고 여겨지고 있다. 이러한 방법은 그들 활동이 다양한 회전축 주위를 활동하게 한다. 다른 작업들은 등척성활동과 등장성 활동 사이의 서로 다른 움직임 순서의 활동을 요구한다. 특정한 활동의 수행에서 에너지 소비는 비효율적인 신경근 기능에서 에너지 낭비와 관련되어 있기 때문에 매우 중요하게 여겨진다.

정적척추기립을 유지하는 수동 하부조직은 디스크 섬유들, 인대들, 관절낭들과 마찬가지로 근막을 포함하고 있다. 모든 방추외근섬유들은 근막초안에 싸여져 있는데 이는 근육이 늘어나면 늘어나고 근육이 수축하면 수동적으로 짧아진다.

흉요근막은 모든 척추기립근을 싸고 있고 요방형근도 싸고 있다. 흉요근막은 그것이 부착된 척추기립을 안정화시키고 역학적으로 척추를 다시 신장시킨다.

척추는 외측굴곡과 체간회전을 돕는다.

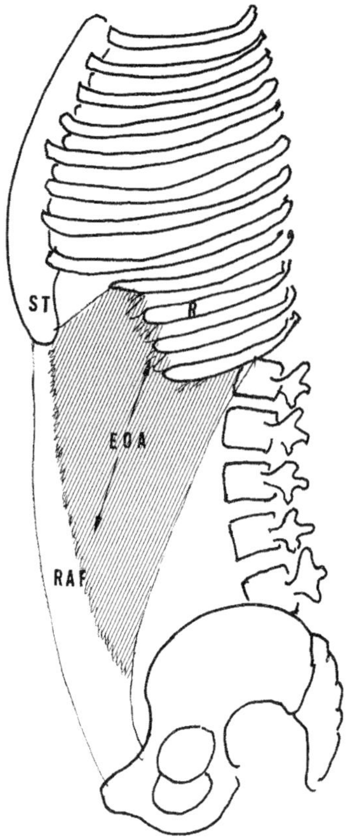

그림 2.12 외복사근. 외복사근(EOA)은 9~12늑골(R)의 하부외측표면과 흉골으로부터 기시한다. 정지는 장골능의 앞쪽 반과 복직근의 근막(RAF)에 정지한다. 이 근육은 척추를 전방과 측굴시킨다.

척추기립은 이들 근막초의 작용에 의해 안정화되는데 심부에 위치하는 복사근과 복횡근, 광배근을 따라 등근육이 수축 시 긴장띠를 형성하여 이루어진다. 이들은 후방에 정지하여 척추기립근의 내부구획을 생성한다.

횡근들은 전방구획의 복부공기주머니(abdominal airbag)이고 광배근은 척추근부위의 기립근의 복부공기주머니이다.

다른 복근들-복사근과 복직근-은 굴곡과 회전근으로 필수적이나 안정근들은 아니다. 어떤 상지활동시에 복횡근은 체간의 안정에 대비, 예방하기 위해 수축한다. 이러한 활동은 *피드-포워드*라 말하는데 활동이 완결되고 오는 *피드백*과는 대조를 이룬다.

4개의 체간의 중요한 방추외근육은 상지활동을 흉곽에서 동역학적 활동기능들과 체간안정성을 제공한다.

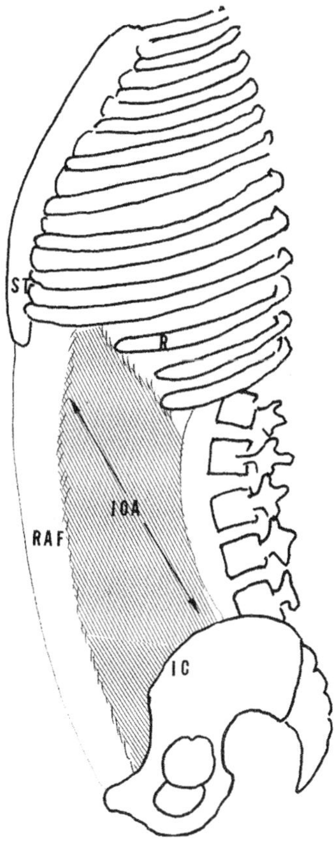

그림 2.13 내복사근. 내복사근(IOA)은 서혜인대의 외측 2/3지점과 장골능의 전방 1/3지점(IC)에 기시하여 치골과 복직근의 근막의 백색선(linea alba)에 정지한다. 이들의 활동은 골반위의 체간을 굴곡시키고 회전시킨다.

이들 체간 근육들은 외복사근(그림 2.12), 내복사근(그림 2.13), 복횡근(그림 2.14)이다. 요방형근은 체간의 관(tubular)을 조정하는 체간신전근이다(그림 2.15).

이들 척추 안정성의 하부조직은 관형구조의 근막과 적절하게 조절된 체간 근육의 등척성 수축이 함께 존재한다. 복횡근과 요방형근들은 척추안정성을 위해 필수적이고 다른 복부굴곡근들은 동역학적 근육들로써 상지활동과 함께 체간을 굴곡, 측굴, 회전시킨다. 이들은 오직 안정성만 요구될때에는 활동을 하지 않는다.

들어올리기, 밀기, 당기기와 같은 어떤 상지의 활동시에도 체간의 안정성이 반드시 필요하다. 이것은 복횡근의 수축에 의해 행해진다. 일정한 작업활동들은 요부장애의 원인이 되는 주기적이거나 연장된 체간 굴곡자세를 만든다. 이

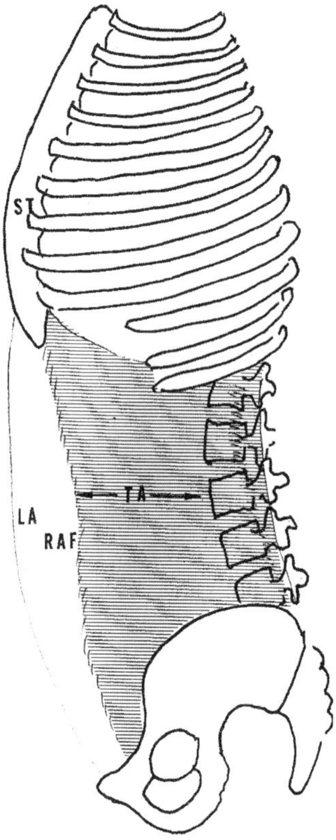

그림 2.14 복횡근. 복횡근(TA)은 가장심부에 있는 복근이다. 이것은 서혜인대의 1/3 외측과 장골능의 2/3전방(IC), 6번늑연골의 하부 외측선과 흉골(ST)에서 기시한다. 이것의 정지는 백색선(LA)과 복직근의 근막(RAF)이다. 이들 활동은 복부내용물들을 압축시키고 복강의 관을 강화시킨다. 복횡근의 수축 시 공기주머니(air bag)는 횡격막과 골반근육들이 동시에 수축하여 생긴것이다.

들 자세들은 인접 추체의 파행의 원인을 유발시킨다.

이들 파행은 인대들의 이완이나 관절돌기면의 관절낭이 이완을 할 수 없게 만들고 불안정성의 원인이 되는 디스크 협착과 관련된 영향을 미칠 수 있다.

이 디스크의 유동 내용물은 압박력 때문에 일반적으로 24시간을 주기로 변한다. 이들 압박력 변화들은 주기적이고 연장된 굴곡자세에서 두드러지고 디스크 협착이 나타날 수 있는데 이는 인대와 섬유륜이 더 이상 같은 긴장상태로 존재할 수 없게 하여 불안정성의 원인이 된다. 커다란 안정력의 근조직은 인대-근반사가 소실됨에 따른 파행 활동 시 탈안정화된다.

이러한 반사는 인대, 관절돌기면의 관절낭, 심지어 그 관절의 근육에 작용하는 섬유륜의 기계적 수용기에 의해서 시작된다. 척추인대, 디스크, 관절낭의 기계수용기는 안정화 척추기립근 중의 하나인 척추의 다열근들의 반사활동을 유도한다.[23), 24)]

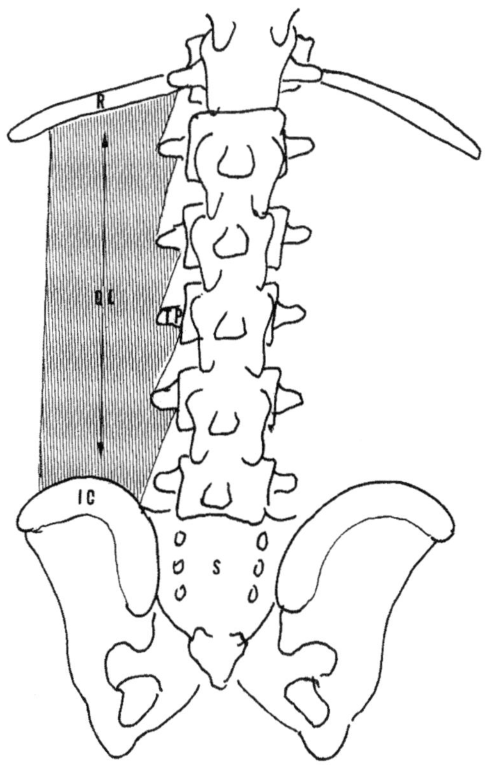

그림 2.15 요방형근. 요방형근(QL)은 장요인대와 장골능의 후부에서 기시한다. 이것의 정지는 마지막 늑골의 하부와 4개의 상위 요추체의 횡돌기(TP)에 정지한다. 이것은 요추체를 측굴시키고 그것의 부착점에 의한 척추기립근막활동에 의해 안정화작용을 한다.

주기적이고 연장된 굴곡에서 근육피로는 보호근육반사를 감소시키고, 척추의 점탄성 조직은 이완이 원인이 된 기계수용기 탈감각으로부터 오는 보호반사의 감소로 인한 불안정성을 초래하는 파행이 나타날 것이다: 인대나 섬유륜(그림 2.16)[25, 26]

50분 동안 주기적 또는 연장된 척추 굴곡이 일어나면 시작 5분에서 85%의 근육 안정성의 감소가 일어날 수 있다. 10분의 휴식 시간은 기능적 수준으로 되기 위한 근육조직의 반사-안정화 작용을 회복하기엔 너무나도 짧은 시간이다. 이러한 발견은 주기적인 굴곡이 요구되어지거나 연장된 굴곡자세가 요구되는 활동을 수행하는 사람에게 보호근반사나 기계수용기의 감수성을 회복시키는 충분한 길이나 빈도의 휴식시간을 주지 않아서 요부장애를 예방하기 위한 인간공학요소에서 빈번히 무시되고 있다.

근수축의 형태는 척추기능을 잘 조절하는데 뛰어나고 다양한 형태의 수축의

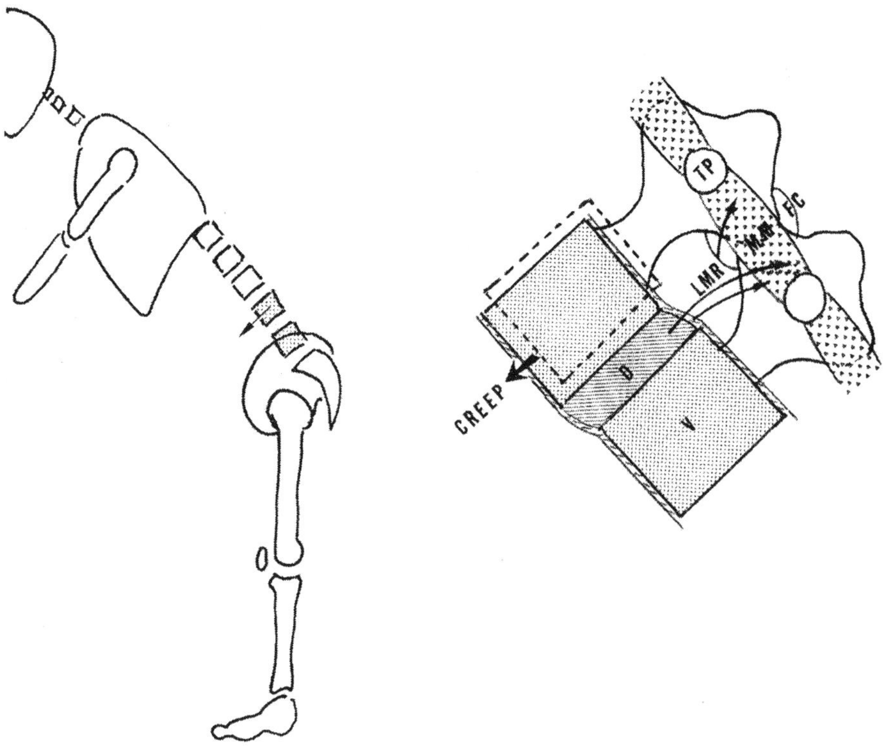

그림 2.16 인대-근보호반사. 왼쪽그림은 많은 작업인들이 취하는 기울이거나 연장된 굴곡자세를 보여준다. 오른쪽 그림은 디스크 공간(D)의 협소를 불러일으키는 하부인접추체위에서 상부 추체가 파행(creep)하는 모습을 보여준다. 횡돌기에 부착된 다열근(MM)과 신경연접을 이루는 종인대, 디스크섬유륜, 관절돌기면의 관절낭(FC)로부터 신경학적 반사(LMR)가 이루어진다. 텍스트를 자세히 봐라.

장점이 고려되어진다.

1. *구심성(Concentric)* : 짧아진 상태로 움직임이 수행되는 수축. 근육의 내부힘이 외부의 저항력을 초과한다.
2. *원심성(Eccentric)* : 근육이 짧아지는것과 같이 근육안에서 긴장을 증가시키는 수축이다. 감속이 eccentric 수축의 예가 된다.
3. *등척성(Isometric)* : 이 수축은 외적 움직임이 없고 근육이 짧아지지도 않지만 근긴장은 증가된 상태의 수축을 말한다.

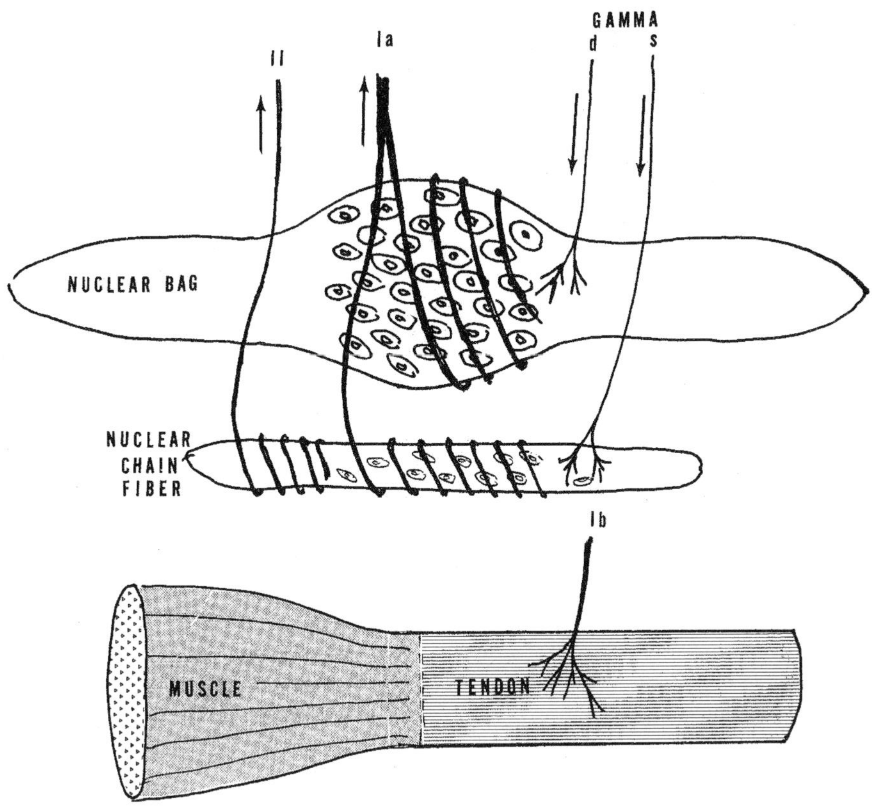

그림 2.17 근방추와 골지시스템의 근육조절. 위쪽그림은 핵낭과 체인 섬유가 감각신경(I a ,II)에 싸여져 있는 것을 나타낸 것이다. 이들은 구심성 신경으로 길이(근방추)나 힘(골지체)에 대한 정보를 척수로 전송시킨다. 근방추시스템은 원심성 운동섬유들에 의해 지속적으로 "재정리" 된다. 골지체는 근육건시스템안에 있는 것이 확실하며 I b의 구심성 신경이다.

4. *등장성(Isotonic)* : 내적 수축력과 외적 수축력이 같을 때 나타나는 수축이고 움직임은 나타나지 않는다.
5. *비등장성(Anisotonic)* : 움직임 중에 나타나는 수축이고 구심성(양성 작업)일 수도 원심성(음성 작업)일 수도 있다.

방추내근 섬유신경(근방추와 골지체시스템)은 방추외근을 조정하는데 근수축의 토크나 강도는 고위 레벨에서 결정되지 않기 때문이다(그림 2.17).

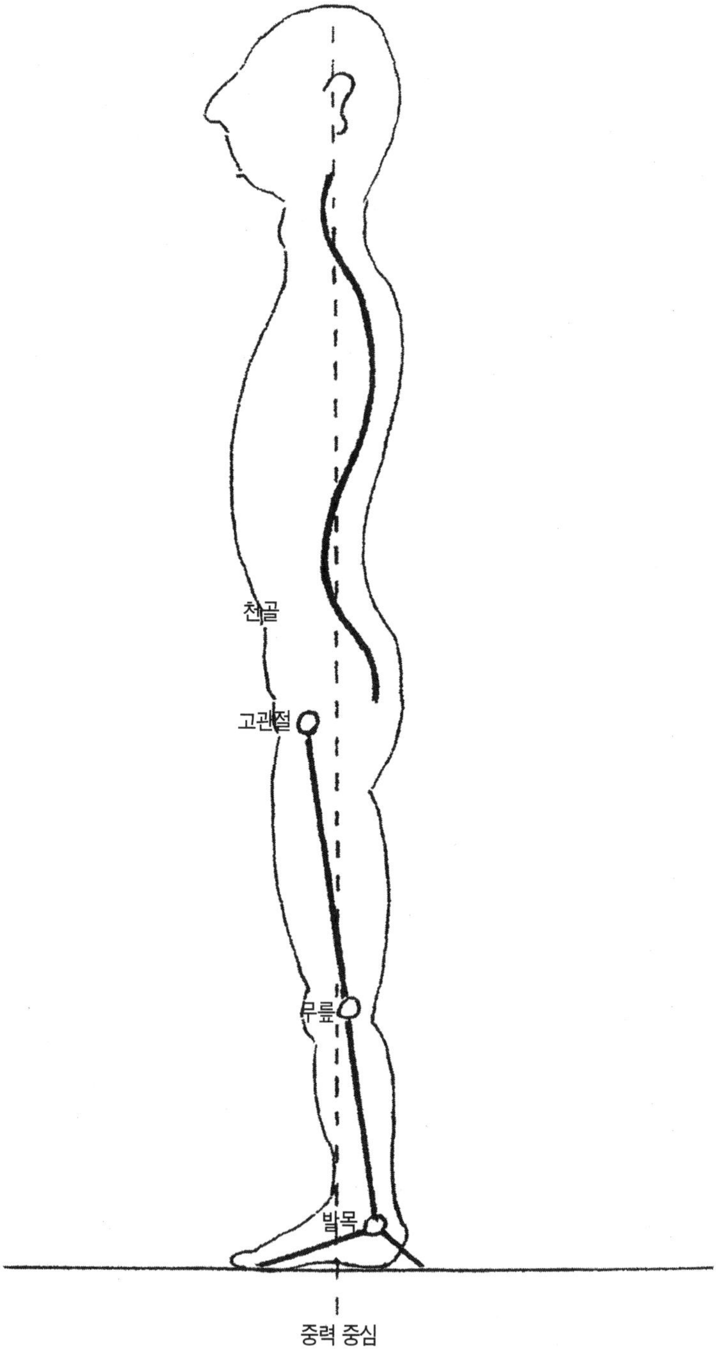

그림 2.18 자세. 중력중심선과 연계. 4개의 척추만곡(검은선) 모두 중력중심선(CG)과 연관 되어있다.

정적 척추
(THE STATIC SPINE)

척추기립은 4개의 생리학적 만곡으로 구성된다. 요추와 경추의 전만과 흉추와 천추의 후만. 4가지 모두 중력중심선에 적응한다(그림 2.18).

이 검사에서 임상적으로 적절한 요천추만곡은 일반적으로 Cobb 각도로 측정된다(그림 2.19)

이 만곡은 T12 하부에서 평행으로 이어진 선에 의해 만들어진다. 이러한 만곡은 각 분절마다 일정한 각도와 만곡을 가짐을 가정하고 있으며 전체 만곡(전만)으로 대표되어 표현된다.

이들은 각 상호간의 회전각도(RRA)의 합과 같은 전체전만각도를 측정한 Harrison et.al.[27), 28)]에 의해 의문이 제기 되어졌다. 회전각도(RRA) 측정은 각 추체의 후면으로부터 수직의 선에 의해 측정되고 각 분절을 측정하고 보다 생리학적 전만각도를 제공하고 특정한 기능 단위의 각도를 나타낸다(그림 2.20).

정적척추의 안정성
(STABILITY OF THE STATIC SPINE)

기립척추와 어떤 신체 활동 중의 척추는 방추외근체간근육과 관상 구조물에 의한 그들 근막에 의해 안정화됨을 유지한다. 건들과 체간근육들의 근막과 광배근이 봉합선에 결합되고 전송 근막초), 전송 근막초(Sending sheaths)가 신전근들을 에워싼다(요방형근, 척추기립근들). 각 구획들은 복강의 전방구획을 포함한 후방으로 위치되어져 구성되고 척추열의 안정성에 기여한다(그림 2.21-24)

척추의 안정성은 심부척추근육의 수축에 의해 나타나는 것이라 제안되었다 : 분절간 횡돌간근과 극간근, 요추 다열근, 장흉근, 요부(Parslumborum) 그리고 요방형근의내측섬유들(그림 2.25 와 2.26)

이들 근육들은 그들이 양측 수축 시 요부의 일차신전근이지만 편측 작용시엔

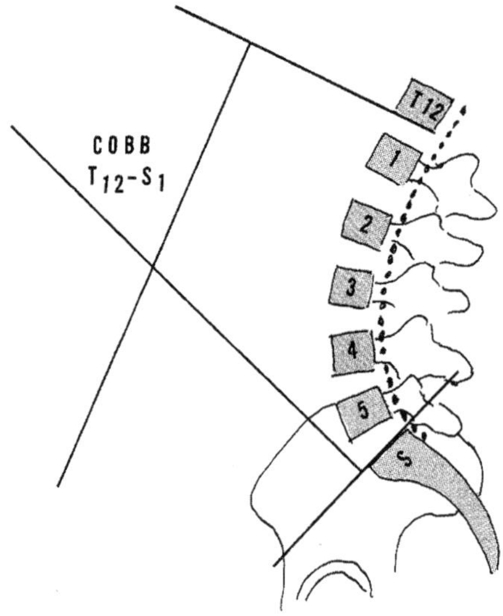

그림 2.19 전만의 Cobb 각도. 요추전만의 Cobb 측정을 보여준다.

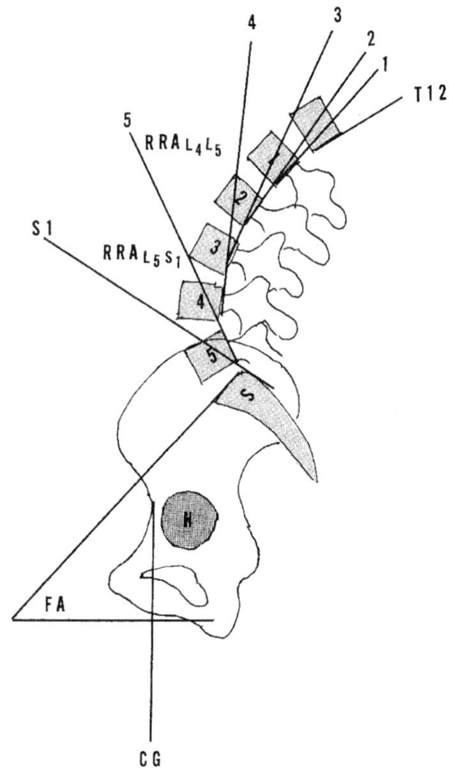

그림 2.20 정상 시상면 요추 만곡의 타원형모델. 관련 회전각도는 각 추체 후방부에 수직으로 그려진 종선으로부터 얻어진다. 회전각도(RRA) L5-S2과 회전각도(RRA) L4-L5은 다른 레벨의 만곡에 비해 훨씬 큰 만곡을 보여준다. FA, Ferguson angle.(Modified from janik TJ,Harrison DD, Cailliet R, et al. Elliptical modelng of the normal saggital lumbar curvature. *J Spinal Disord* 1998;5:430-439)

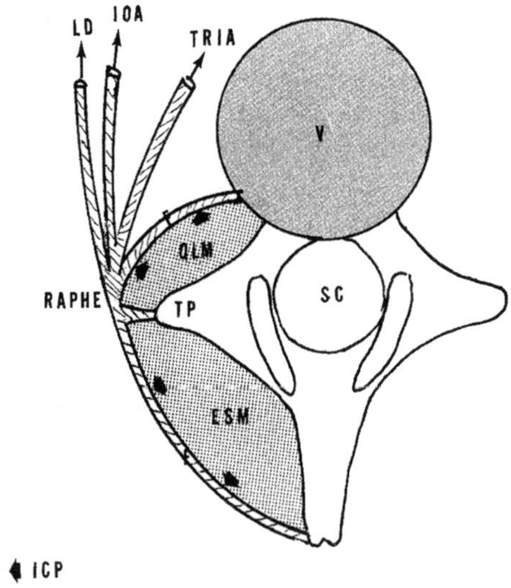

그림 2.21 구획내 압력. 광배근(LD), 내복사근(IOA), 봉합선(raphe)에서 나온 내측복횡근(TRIA)과 요방형근(QLM)을 싸고 있고 추체횡돌기(TP)을 연결하는 전송 근막초들(F). 척추기립근(ESM)을 둘러쌓고 있는 후방 sheath. 구획(Compartment)은 척추열을 안정화시키는 관상구조로 활성화되도록 구성되어있다.

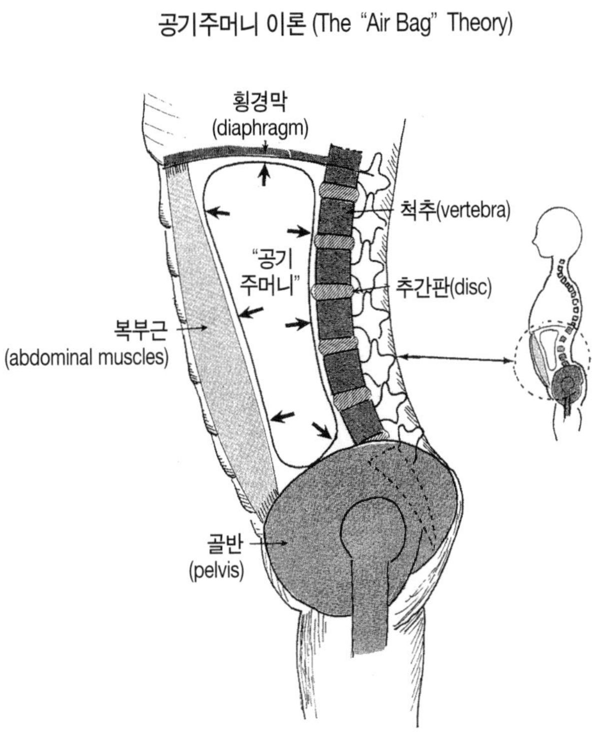

그림 2.22 복부공기주머니 개념. 척추지지의 공기주머니 개념은 복강안의 "주머니(bag)"를 기초로 하고 있는데, 이 주머니는 위쪽엔 횡격막 아래쪽에 골반 복직근이 앞쪽 척추가 후방에 위치한다.

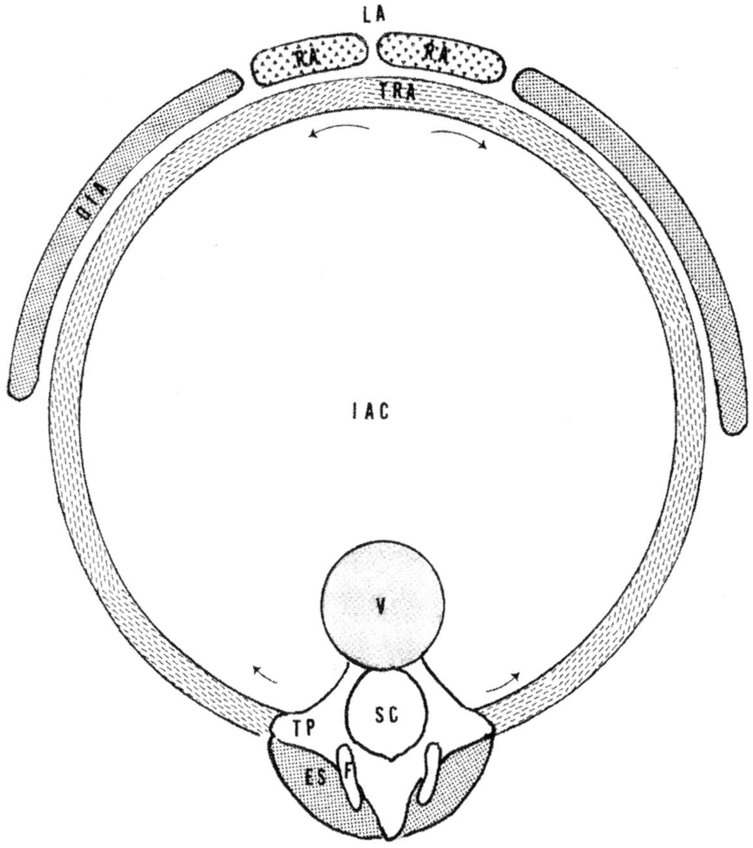

그림 2.23 공기주머니의 구성요소. 복강은 요방형근과 척추기립근(ESM)을 포함한 근막구획의 후방에 부착된 평행섬유들인 복횡근(TRA)에 의해 완전히 둘러싸여져 있다. 보다 천층의 복부근육들은 사선으로 섬유들이 주행하고 있는 내복사근(OIA)과 종축으로 주행하는 복직근(RA),앞쪽에서 융합되는 백색선(LA)이다. 내복사근은 체간을 회전시키고 복직근은 체간을 굴곡시킨다. V는 추체 F는 관절돌기면; TP는 횡돌기 SC는 척추관이다.

측굴근과 회전근의 작용을 한다. 이들 작은 근육들은 요추의 척추분절안정자로 인식되었다.[29] 다른 체간 근육들(내,외복사근)은 내재성 작은 근육들이 척추를 안정시킬 동안 그들 척추 활동에서 전반적으로 작용하는 근육들이다. 이들 작은 근육들의 약화나 수축부전은 요부의 기능적 장애의 원인이 된다. 이들 모든 근육들은 요부기능의 신경학적 순서를 계획하는데 필수적이다.[26),29)]

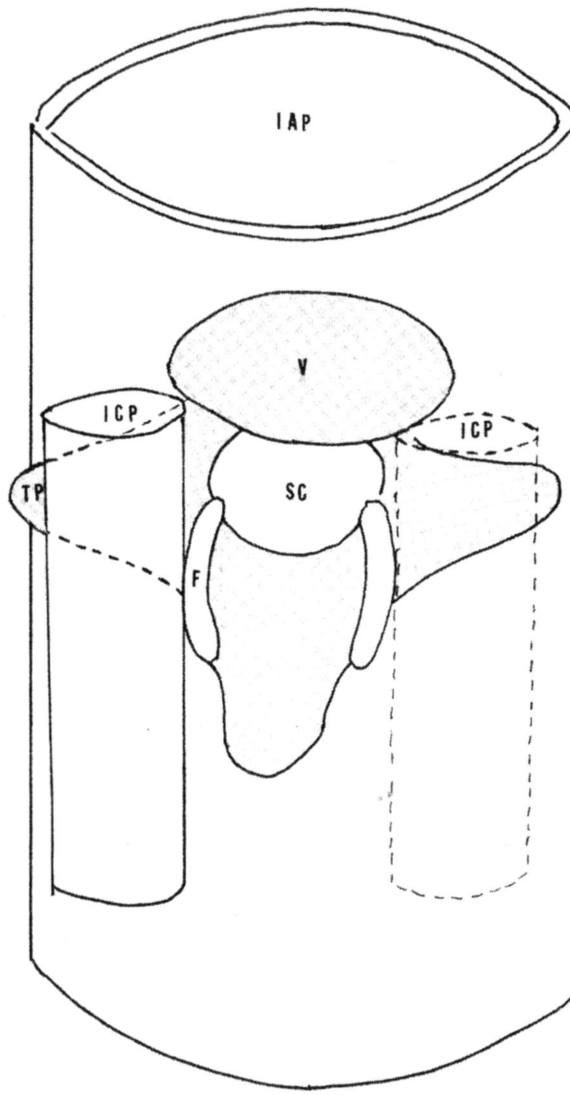

그림 2.24 척추열안정화의 관형 개념. 척추는 3개의 관형구조에 의해 지지된다:(IAP)복간압력, (ICP)구획간압력, 그리고 인접 기능조합의 극(spinous)구조. 각 조합은 두개의 인접 추체(V), 관절돌기면(F), 횡돌기(TP) 그리고 척추관(SC)로 구성된다. 이들 "관형" 구조들은 그들에게 상지의 굴곡, 신전, 회전과 같은 척추활동이 부가되었을 때 척추기립을 지지하고 안정화시킨다.

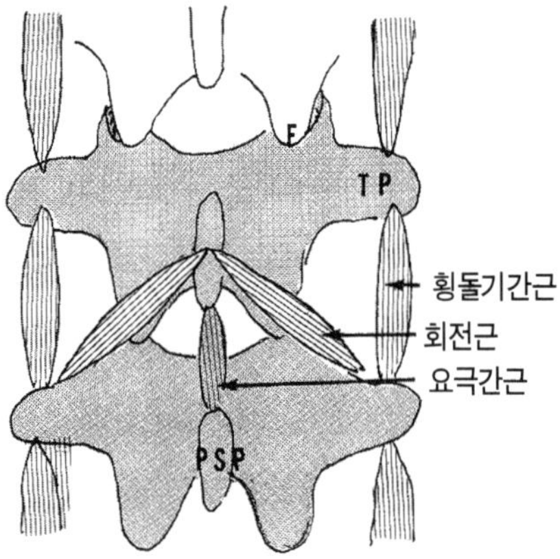

그림 2.25 분절간 근육들. 작은 추체근육들은 횡돌기를 연결하고 두개의 인접 추체의 극돌기을 연결시키는 횡돌간근과 극간근이다. 이들은 분절 신경 공급을 가지지만 너무 작아서 어떤 뚜렷한 염력을 나타내지는 못한다. 그들은 아마도 고유수용기로써 기능을 할 것이다. TP는 횡돌기 PSP는 후방 극돌기.

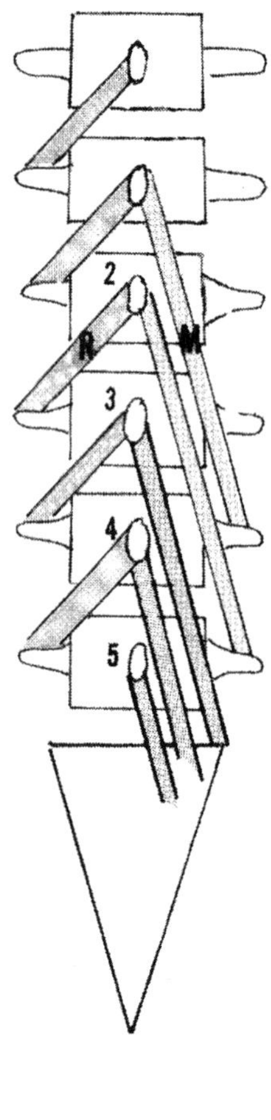

그림 2.26 요추 다열근. 다열근은 요부근육의 가장 심층에 위치하며 추체와 추체를 연결한다. 그들은 극돌기과 함께 요추와 천골 사이의 인접 추궁판(lamina)을 연결시키는 5개 밴드를 가진다.

동역학적 척추와 요골반 리듬
(THE KINETIC LUMBAR SPINE AND THE LUMBAR PELVIC RHYTHM)

잘 조절된 패턴에서 동역학적 척주기능은 *요골반리듬*으로 알려져 있다(그림 2.27).

대부분의 굴곡과 들어올리기 활동들은 전방굴곡, 측방굴곡, 회전이 조합되어 3차원적으로 이루어진다(그림 2.28).[28),30)]

굴곡은 천층복사굴근의 수축과 대퇴직근에 의해 나타난다. 이들 굴곡근들은 의도된 업무에 따라 적절한 힘과 속도로 수축된다. 굴곡의 초기 단계에는 신전근들은 길항근으로써 원심성 수축을 한다. 체간굴곡의 마지막 단계 중 신전근들은 Floyd와 Silver가 보여준 연구들에서 감소된 근전성 활동과 함께 이완된다.

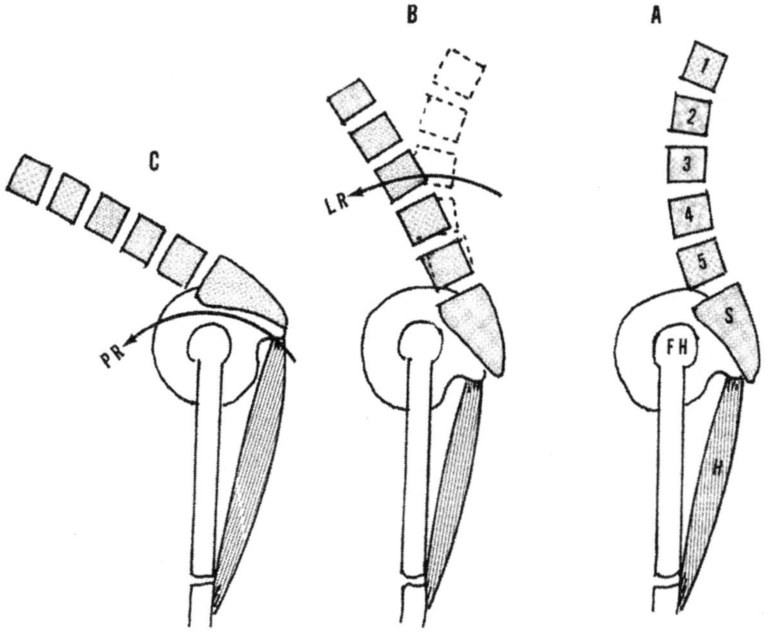

그림 2.27 요골반리듬. (A)생리적 만곡의 정적 기립척추와 중립위치의 골반. (B) 골반회전이 없는 체간굴곡의 시작, 전만은 요추회전(LR)만큼 후만되어진다. (C): 요추가 후만될 때 골반에 근접하게 되고 골반은 최대로 회전한다(PR). 요추와 골반의 리듬을 가지고 회전한다.

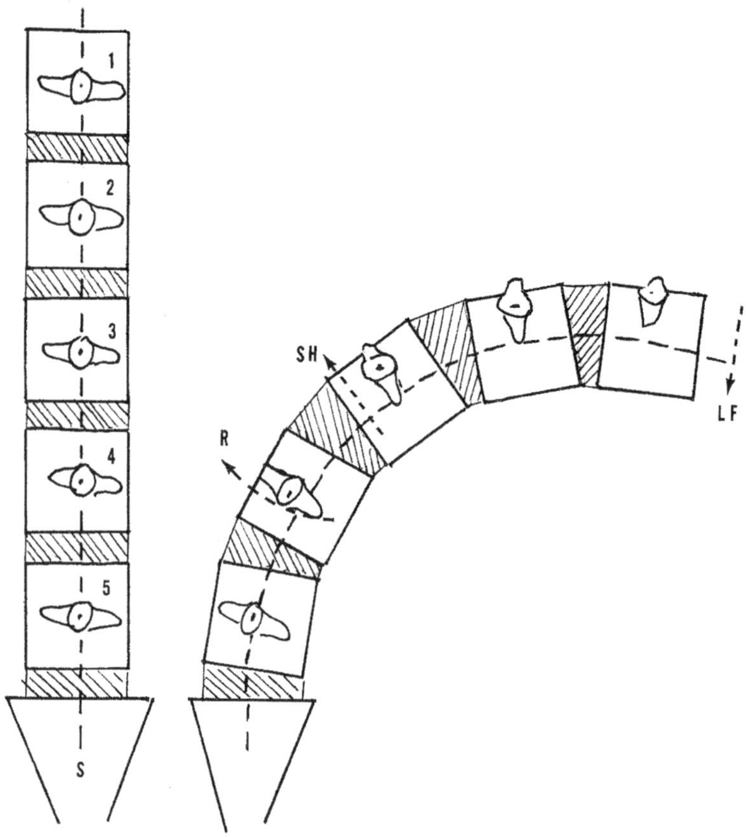

그림 2.28 3차원적 굴곡. 척추기립은 왼쪽에서 보여주고 굴곡은 오른쪽에서 보여준다. 이는 요추 굴곡 시 움직임이 약간 중앙에서 벗어났을 때 측굴과 동시에 회전이 이루어짐을 보여준다.

길항근 수축 감소를 "굴곡 *이완*"이라 하고 척추 후방요소의 신장된 인대와 굴곡의 종반부에 신장된 관절돌기면 관절낭의 수용기로부터 발생되어진 충격에 의한 반사활동을 의미한다.

이들 고유수용기들은 작용하지 않을 때 또한 그들은 여전히 긴장된 상태로 존재하고 심부근육들, 다열근, 요방형근, 장늑근의 활동에 의해 굴곡의 속도를 뚜렷히 감소시킨다.

예비 체간 운동
(PREPARATORY TRUNK MOTIONS)

신체, 집중의 어떤 동역학적 활동 이전엔 반드시 명확하고 적절한 예비동작이 나타난다. 어떤 상지의 활동이라도 중력중심선과 관련된 body mass 나 entire body의 균형을 불안하게 한다.[32)~34)] 어떤 뚜렷한 활동 전에 feed-forward 반사가 나타나 신체를 이동시킨다고 가정하고 있다. 중추신경계의 이러한 활동은 즉각적인 경계와 임박한 활동을 위해 신체를 대비시킨다.

이들 체간근육활동은 상지에 의해 원인이 되는 자세불안을 최소화시키고 신체로부터 떨어진 어떤 무게를 유지시킨다.[35), 36)]

이러한 활동은 목적된 활동이 달성되어져서 중추신경계에 유익하게 영향을 준 상태에서 다음 "대비"를 가능하게 할 때 *feed-forward*'라 하며 *feedback*과는 대조를 이룬다.[37)~48)] 중력중심선으로부터 멀어지는 상지 움직임 시 체간근육들은 등척성 수축을 통한 반작용을 한다. 팔의 전방움직임 시 복간압력(IAP)을 증가시키는 복횡근의 예비활성화는 없었으며(EMG연구결과)단지 안정화시키는 결과와 어떠한 피드 포워드 활동도 일어나지 않음을 나타냈다.

팔의 전방움직임에서 신체는 즉각적이고 적절하게 후방으로 기울어져서 중력중심선을 지나서 유지된다(그림 2.29).

복간 압력의 증가는 복횡근으로부터 이루어지고 횡격막과 골반저 간의 발출하는 힘에 의해 약간 체간이 신전되나 이러한 변화는 작게 일어난다. 천층복부굴근(superficial)들의 수축은 CE의 전방으로 신체를 적절하게 이동시킨다.[36)~38)] CE를 지나 후방으로 팔이 신전되면 이와는 반대로 나타나게 된다.

최근엔 체간 근육들의 피드 포워드 활동에 의해 조절된 신체의 중력중심선으로부터 이동인지 아니면 고관절의 위치와 관련된 이동과 체간에 따른 고관절 근육들과 관련된 이동지에 대해선 논란이 계속되고 있다. 그 답은 아직 못 찾고 있지만 고관절 근육들과 마찬가지로 모든 체간 근육들의 활동이 일어남을 알 수 있다.[49)~55)]

제안된 신경학적 척추활동의 단계를 보면(그림 2.1) 나타난 증상들과 임상실험의 발견, 요부장애들의 치료를 위해 근본적인 관절, 디스크, facet 의 손상을

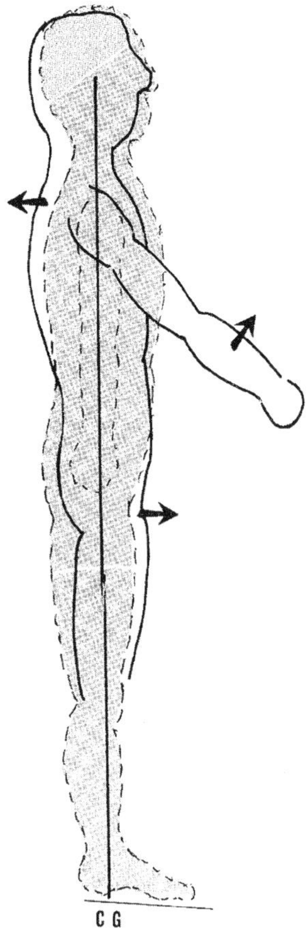

그림 2.29 피드 포워드 운동. 중력중심선과 연계된 기립상체(*점선*)은 팔(S)이 전방으로 움직임에 따라 후방으로 움직인다. 골반은 약간 전방으로 움직이고 요추전만은 증가된다.

이해하기 위해선 복잡한 근육시스템의 이해와 설명이 선행되어져야함이 뚜렷해진다.[53-55]

신경근증 (Radiculopathy)

요부로부터 연관된 통증은 Forst[56]에 의해 좌골신경통으로 묘사되었고 후엔 Laseque[57]에 의해 방사통이라 명명되어졌다. 방사통이란 척수신경에 의해 분절간 전송되는 통증을 말한다.[58] 추간공을 통과하는 신경근은 감각신경섬유들의 염증과/이거나 경막이 추간공안에 있거나(그림 2.31), 운동신경근(Motor root)의 감각섬유들에 의해 통증을 일으킬 수 있다.

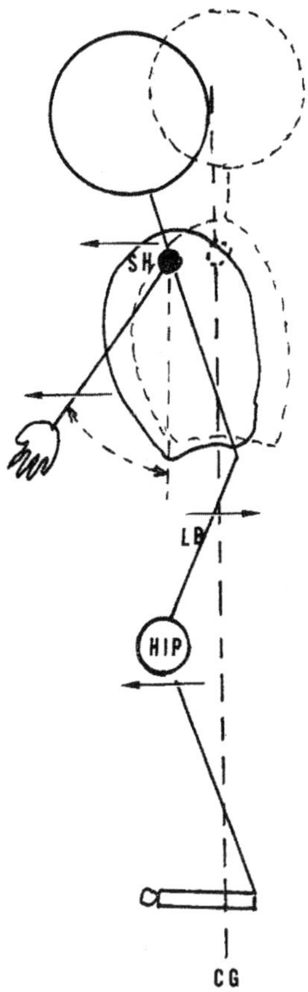

그림 2.30 예비체간근육 활동. 신체(점선)는 옆면에 매달린 팔들을 보여준다. 만약 견관절에서(SH) 팔이 앞으로 움직이면 상체(흉곽과 머리)는 중력중심선의 앞으로 움직인다. 요부(LB)신전근들이 활성화되고 고관절은 전방으로 움직인다.

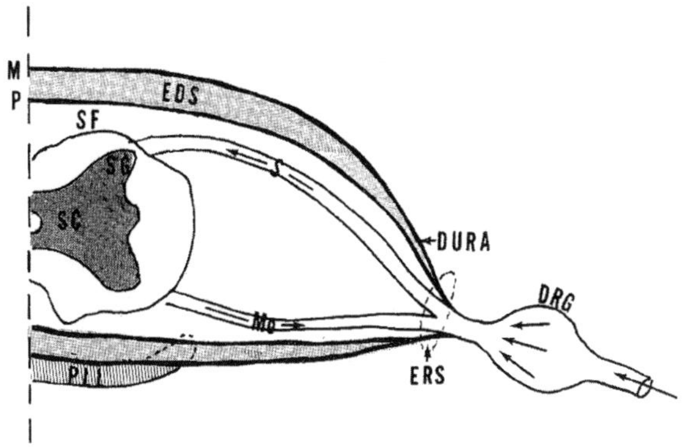

그림 2.31 신경근. 신경근과 섬유들 : (S) 구심성 감각과 (MO)원심성 운동신경은 척수액(SF)을 포함한 경막초안에 존재한다. DRG는 배측 신경절 EDS는 경막외 공간, ERS는 외부 신경근 공간 PLL은 후종인대 SG는 두개의 층을 가진 척수: M은 수막, P는 근위; SG는 교양질

운동 신경근은 초기엔 원심성이고 순전히 운동성으로 여겨졌지만 최근엔 구심성 감각섬유들과 혼합되어있다고 여기고 있다. 말초신경이나 그것의 배측신경절으로 전송된 통증은 크게 두가지 형태의 신경근 변이에 의해 염증화 된다 : 축삭변성이거나 분절 탈수초화.[59] 축삭변성에서 죽은 축삭은 이차적으로 Wallerian 변성으로 명명된 수초 파괴를 일으킨다. 분절 탈수초화에서 Schwann세포들과 수초들은 손상되지만 축삭은 기본적으로 남겨져 있다. 대부분 외상에서 두가지 형태의 변성이 나타나고 일시적인 신경차단(neuropraxia)에서 축삭절단(axonotmesis)까지 다양한 정도를 나타낸다.

〈Taber' s *Cyclopedic Medical Dictionary*에 정의된 *신경차단*은 외상에 의해 해부학적 영속성의 단절없이 신경작용을 할 수 없는 상태라 하였다. 축삭절단은 회복불가능으로 신경조직이 손상된 신경손상이라 정의하였다.[60]〉

역행성변성은 신경세포에 영향을 끼치는 것으로 나타난다.

Sunderland[61]은 손상을 5가지로 구분하였다. 첫 단계는 좋은 예후가 예상되고 구조적 영속성의 어떤 뚜렷한 단절없이 축삭실린더의 기능소실이라 설명하였다. 4단계는 축삭과 신경주막(perineurium)이 손상되나 신경은 그 형체를 유지하고 있고 재생이 불량한 상태라 설명하였다. 이들 단계의 조기 중재는 더 큰 변성을 예방하는데 필수적이다.[58]

Gunn[58]에 따르면 근육수용기의 특징적 변화(근절신경제공)는 그것의 말초수용기의 특징적 변화가 나타난다고 하였다. 정상근육에서 운동신경의 수용체 위치는 매우 특정하고 아세틸콜린이 배출되어 자극되는 운동종판을 포함하여 국소화 되어 있다.[62]

탈신경후에 감각부위(구심성)는 전근섬유의 표층막을 따라 퍼져 과민한 상태로 만든다.[63, 64] 분절신경은 구심성과 원심성 섬유가 전송되는 혼합신경이다 : 감각, 운동, 자율신경계.

신경 손상은 이들 구성 조합의 전부나 일부를 손상시키고 Gunn에 의하면 척추분리전에 추간공 레벨에서 일어난다고 하였다. 이들 기능부전은 자율신경계, 혈관의 부드러운 근육을 침범하고 입모근들과 한선들에 침범한다.

운동신경공급은 Gunn이 가장 관심을 가진 분야였다. 그는 근단축을 일으키는 분절 근수축을 동반한 신경변성의 원인인 점층적 디스크 변성 중 척추분리 진행처럼 추간공 레벨에서 압박이 되풀이된다고 믿었다 : 가동범위 제한, 결절,

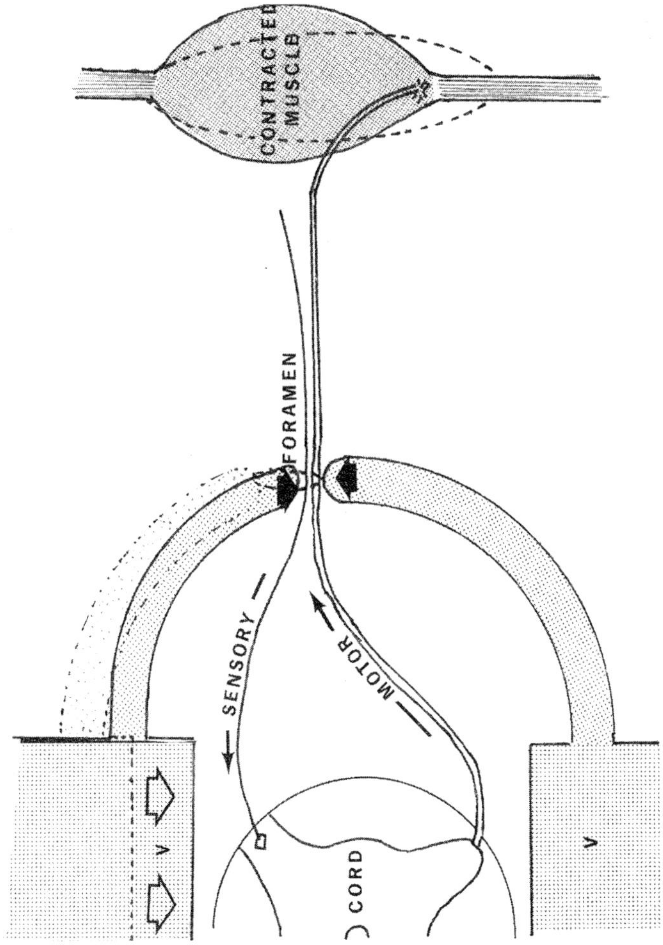

그림 2.32 추간공 협착에 의한 신경병증. 디스크 변성에 의한 추간공의 협소(진한 화살)는 추체를 밀착시키고(열린 화살) 신경근을 압박하고 근섬유들의 수축을 유지시키는 근섬유들을 자극시킨다.

근육통과 과민성-근단축 결과 (그림 2.32).

진행된 신경병증은 반사의 변화, 근력소실, 피부분절의 감각 소실정도를 나타낸다. 초기 변성의 자극들은 정상 근수축을 허용하고 감각 소실이 없지만 분리된 근섬유들은 과민성에 의한 아세틸콜린이 증가된 수축을 하게된다.

따라서 임상적으로 근육결절은 급성질환이 나타날 때 손상된 신경근 끼임의 근절 부위에서 촉진된다. 반사들,근력과 피절 손상은 임상적으로 구분하기 어렵다.

참고문헌

(REFERENCES)

1. Penfield W, Rasmussen T. *The cerebral cortex of man: a clinical study of the localization of function*. New York: Macmillan, 1950.
2. Kakei S, Hoffman DS, Strick FL. Muscle and movement representation in the primary motor cortex. *Science* 1999;285:2136-2139.
3. Shumway-Cook A, Wooliacott M. *Motor control: theory and practical application*. Baltimore: Williams & Wilkins, 1995
4. Baringa M. Remapping the motor cortex. *Science* 1995;268:1696-1698
5. Schoot GD. Penfield's homunculus: a note on cerebral cartography. *J Neurol Neurosurg Psychiatry* 1993;56:329-333
6. Raymond JL, Lisberger SG Mauk MD The cerebellum: a neuroral learning machine. *Science* 1996;272:1126-1131.
7. Bernstein N. *The co-ordination and regulation of movements*. New York: Pergamon Press, 1967.
8. Denier van der Con JJ, Coolen ACC, Erkelens CJ, et al. Self-organizing neural mechanisms possibly responsible for muscle coordination. In: Winters J, Woo SL-O, eds. *Multiple muscle systems: biomechanics and movement organization*. New York: Springer-Verlag, 1990:335-342.
9. Pearcy M. A personal communication, Oxford England, 1980. Quoted in Farfan HF. Form and function of the musculoskeletal system as revealed by mathematical analysis of the lumbar spine. *Spine* 1995;2:1462-1474.
10. Bogduk N, Macintosh JE, Pearcy MJ. A universal model of the lumbar back muscles in the upright position. *Spine* 1992;17:897.
11. Macintosh JE, Bogduk N, Pearcy MJ. The effects of flexion on the geometry and actions of the lumbar erector spinae. *Spine* 1993;18:884.
12. Crisco JJ, Panjabi MM. Postural biomechanical stability andgross

muscular architecture of the spine. In: Winters J, Woo SL-O, eds. *Multiple muscle systems: biomechanics and movement organization.* New York:Springer-Verlag, 1990:438-450.
13. Pennisi E. Tilting against a major theory of movement control. *Science* 1996;272:32-33.
14. Panjabi MM. The stabilizing system of the spine. Part 1: function, dysfunction, adaptation and enhancement. *J Spinal Disord* 1992B:383.
15. Panjabi MM. The stabilizing system of the spine. Part 2: neutral zone and instability hypothesis. *J Spinal Disord* 19923:390-396.
16. Eyre DR. Collagens of the disc. In: Ghosh P, ed. *The biology of the intervertebral disc*, vol 1. Boca Raton, Fl: CRC Press, 1988.
17.Tillman LJ, Cummins GS. Biological mechanisms of connective tissue mutability. In: Cummins DP, Nelson RM, eds. *Dynamics of human biological tissues*. Philadelphia: FA Davis, 1992:1-44.
18. Solomonow M, Bing-He Zhou EE, Baratta RV, et al. Biomechanics of increased exposure to lumbar injury caused by cyclic loading. Part 1: Loss of reflexive muscular stabilization. *Spine* 1999;24:2426-2434.
19. Adams M, Dolan P, Hutton W. Diurnal variations in the stresses on the lumbar spine. *Spine* 1987:12:130-137.
20.Botsford D, E:sses S, Ogilvie-Harris D. In vive diurnal variations in intervertebral disc volume and morphology. *Spine* 1994:19:935-940.
21. Dolan P, Benjamin E, Adams M. Diurnal changes in bending and compressive stresses acting on the lumbar spine. *J Bone Joint Surg(Br)* 1993:75(Suppl):22.
22. Dunlap R, Adams M, Hutton W. Disc space narrowing and the lumbar facet joint. *J Bone Joint Surg(Br)* 1984:66:706-710.
23. Eklund J, Corlettt E. Shrinkage as a measure of the effect of load on the spine. *Spine* 1984:9:189-194
24. Indahl A, Kaigle A, Reikeras O, et al. Interaction betweenporcine lumbar intervertebral disc, zygapophyseal joints and paraspinous muscles. *Spine* 1997:22:2834-2840.
25. Stubbs M, Harris M, Solomonow M, et al. Ligamentoussmmusuuaa protective reflex in the lumbar spine of the feline. *J Electromyogr Kilnesiol* 1998:8:197-204.

26. Potvin JR, O'Brien PR. Trunk muscle co-contraction increases during fatiguing, isometric, lateral bend exertions. *Spine* 1998;23:774-780.
27. Harrison DE, Harrison DD, Cailliet R, Janik TJ, Holland B. Radiographic Analysis of Lumbar Lordosis: Centroid, Cobb, TRALL, Harrison Posterior Tangent Methods. *Spine* 2001;26:235-242.
28. Janik TJ, Harrison DD, Cailliet R, Troyanovich SJ, Harrison DE. Can the agittal lumbar curvature be closely approximated by and ellipse? *J Orthopedic Res* 1998;6:766-770.
29. McGill SM. A myoeleetrieally based dynamic three-dimensional model to predict loads on lumbar spine tissues during lateral bending. *J Biomech* 1992:25:395-414.
30. Thelen DG, Schultz AB, Ashton-Miller JA. Go-contraction oflumbar muscles during development of time-varying tri-axial moments. *J Orthop Res* 1995:13:390-398.
31. Floyd WF, Silver PHS. Function of the erector spinae muscles in Aexion of the trunk. *Lancet* 1951;133-143.
32. Bouisset S, Zattara M. A sequence ofpostural adjustments precedes voluntary movement. *Neurosci Lett* 1981;22:263-270,
33. Horak FB, Esselman P, Anderson ME, et al. The effects ofmovement velocity, mass displaced, and task certainty on associated postural adjustments made by normal and hemiplegic individuals. *J Neurol Neurosurg Psychiatry* 198B47:1020-1028.
34. Aruin As, Latash ML. Directional specificity of postural muscles in feedforward postural reactions during fast voluntary arm movements. *Exp Brain Res* 1.995;103:323-332.
35. Friedle WG, Wallet M, Simon SR. Postural adjustments associated with rapid voluntary arm movements. II Biomechanical analysis. *J Neurol Neuosurg Psychiatry* 1988;51:232-243.
36. Hedges PW, Richardson CA. Relationship between limb movement speed and associated contraction of the trunk muscles. *Ergonomics* 1997;40:1220-1230.
37. Hedges PW, Gandevia SG, Richardson GA. Contractions of specific abdominal muscles in postural tasks are affected by respiratory maneuvers. American Physiological Society 1997.

38. Hedges P, Cresswell A, Thorstensson A. Preparatory trunk motion accompaniea rapid upper limb movement. *Exp Brain Res* 1990;124:69-79.
39. Belenkii V, Gurfinkel VS, Paltsev Y. Elements of control of voluntary movements. *Biofizika* 1967;12:135-141.
40. Tyler AIE, Hasan Z. Qualitative discrepancies between trunk muscle acivity and dynamic postural requirements at the initiation of reaching movements performed while sitting. *Exp Brain Res* 1995;107:87-95.
41. Eng JJ, Winter DA, MacKinnorr CD, et al. Interaction of the reactive moments and centre of mass displacement for postural control during voluntary arm movements. *Neurosci Res Commun* 199231:73-80.
42. Massion J, Popov K, E'abre JC, et al. Is the erect posture in microgravity based on the control of trunk orientation or center of mass position. *Exp Brain Res* 1997;114:384-389,
43. Hayes KC. Biomechanies of postural control. *Exere Sport Sci Rev* 1982;10:363-391.
44. Cresswell AG, Oddsson L, Thorstensson A. The influence of sudden perturbations on trunk muscle activity and intraabdominal pressure while standing. *Exp Brain Res* 1994;98:336-341.
45. Bartelink DL. The role ofintra-abdominai pressure in relieving the pressure on the lumbar vertebral discs. *J Bone Joint Surg(Br)* 1957;39:718-725.
46. Daggfeldt K, Thorstensson A. The role of intra-abdominal pressure in spinal unloading. *J Biomech* 1998;30:1149-1155.
47. Grillner S, Nilsson J; Thorstensson A. Intra-abdominal pressure changes during natural movements in man. *Acta Physiol Scand* 1978;103:275-283.
48. O'Sullivan PB, Twomey L, Allison GT. Altered abdominal muscle recruitment in patients with chronic back pain following a specific exercise intervention. *JOSPT* 1998;27:114-124.
49. Hedges PW. Is there a role for transversus abdominis in lumbopelvic stability? *Man Ther* 1999;4:74-86.
50. Hedges PW, Richardson CAA. Transversus abdominis and the superficial abdominal muscles are controlled independently in a

postural task. *Neurosci Lett* 1999;265:91-94.
51. Iliodges PW, Richardson CA. Delayed postural contraction of transversus abdominis in low back pain associated with movement of the lower limb. *J Spinal Disord* 1998;11:46-56 .
52. Morgan FP, King T. Primary instability of lumbar vertebrae as a common cause of low back pain. *J Bone Joint Surg* 1957;39B3622.
53. H[odges PW, Richardson CA. Inefficient muscular stabilization of the lumbar spine associated with low back pain. *Spine* 1996;21:2640-2650.
54. Cholewicki J, McGill SM. Mechanical stability of the in vive lumbar spine: implications for injury and chronic low back pain. *Clin Biomech* 1996;11:1-15.
55. Hedges PW, Richardson CA. Delayed postural contraction of transversus abdominis in low back pain associated with movement of the lower limb. *J Spinal Disord* 199811:46-56.
56. Forst JJ. Contribution à l'étude clinique de la sciatique. Paris. Thèse, No.33,1881.
57. Laseque CH. Consideration sur la sciatique. *Arch Gen Med* 1864;2(Serie G, Tome 4):558-580.
58. Gunn CC, Milbrandt WE. Early and subtle signs in low back sprain. *Spine* 1978;3:100-114.
59. Thomas CL, ed. *Taber's cyclopedic medical dictionary*, 6th ed. Philadelphia: FA Davis, 1989.
60. Howe JF, Leeser JD, Calvin WH. Mechanosensitivity of dorsal root ganglia and chronically injured axons: a physiological basis for the radicular pain of nerve root compression. *Pain*. 1977;3:25-41.
61. Sunderland S. Classification of peripheral nerve Injuries producing loss of function. *Brain* 1952;74:491-516.
62. Del Costillo J, Katz B. On the localization of acetylcholine receptors. *J Physiol* 1955;128:159.
63. Cannon WB, Rosenblueth A. *The supersensitiuity of deneruated structures*, New York: Macmillan, 1949:122, 185.
64. Rosenblueth A, Luco V. A study of denervated mammalian skeletal muscle. *Am J Physiol* 1937;120:781-797.

3. 추간판
The Intervertebral Disc

환자를 평가할 때 (1장) 추간판을 요부 장애의 *bête noire*라 한다. 추간판은 척주 기능의 신경학적 순서에 따라 활성화되는 주요 관절이다(그림 2.1). 실제로 척추에서 중요한 기능을 하며, 신체 기능의 잘못에 의해 손상을 받게 되면 장해부위가 되고 결과적으로 통증의 원인이 된다.

*원판형성 질병(discogenic disease)*이라는 용어는 의학 문헌에서 자주 등장하는데 질병처럼 제시된다. 손상으로 인해 "질병"이 발생하는 부분은 병적인 추간판이 아니다. 장해와 통증의 해부학적 부위이며, 기능적으로는 척추와 연관된다. 그러므로 추간판의 구조, 기능, 그리고 병리학적 역할에 관한 모든것에 주의를 기울일 필요가 있다.

배아단계에서 본래의 척주는 연속적이고, 간엽이 비분활적으로 초기 대동맥에서 쌍으로 가지를 쳐서 척삭주위에 규칙적인 간격으로 작게 둘러싸고 있다. 척주 분열의 첫 번째 징후는 밝은 띠와 어두은 띠가 엇갈리게 되는 것이다. 밝은 띠는 결국 대동맥 가지 동맥의 각 레벨에서 척추체의 형태가 된다. 어두운 띠는 추간판이 된다[1),2)](그림 3.1).

밝은 띠는 빠른 속도로 자라나서 연골로 분화된다. 배아기의 어두운 띠는 더 느리게 자라나고 말초 세포들은 섬유아세포들로 분화되어 외측 볼록면층 패턴에서 정열되고 곧 교원질이 된다.[3)] 골화의 주요 센터는 척추체의 연골에서 나타나며 원시적 추간판의 세포들은 "뮤신 유출(mucoid break)"로 발달되어 점차 사라진다.

섬유륜은 섬유 조직과 섬유연골의 구심성 판에서 섬유아세포로 만들어진다. 배아기 추간판을 조직학 검사에서 살펴보면 섬유륜과 연골판 주위에 켑슐로 싸여진 척삭 수핵들의 세가지 요소가 포함되어 보여진다(그림 3.2).

연골판은 척추체의 "비골화 골단"이고 추간판의 구성요소이다. 태아와 유아시기에 이 외피는 대단히 혈관이 많고, 수핵을 절대로 통과하지 못하는 다양한

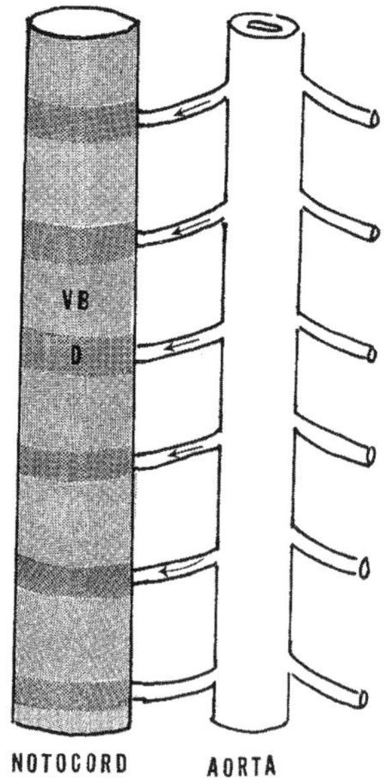

그림 3.1 척추를 형성하는 척삭과 추간판. 척삭은 어두운 띠와 밝은 띠로 분화된다. 각각은 초기 대동맥의 가지들이다. 어두운 띠는 추간판이 되고 밝은 띠는 추체가 된다. VB, vertebral body.

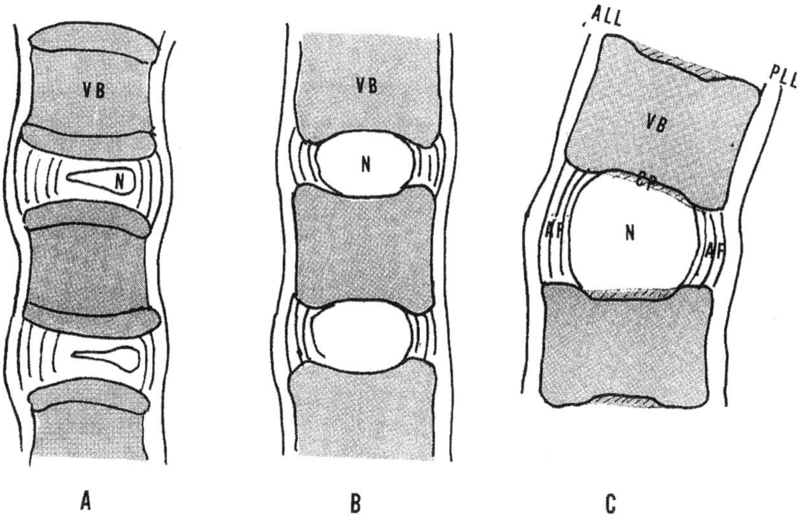

그림 3.2 추간판의 발달 단계. 유아 추간판(A), 청년기 추간판(B), 성인 추간판(C). VB, vertebral body.

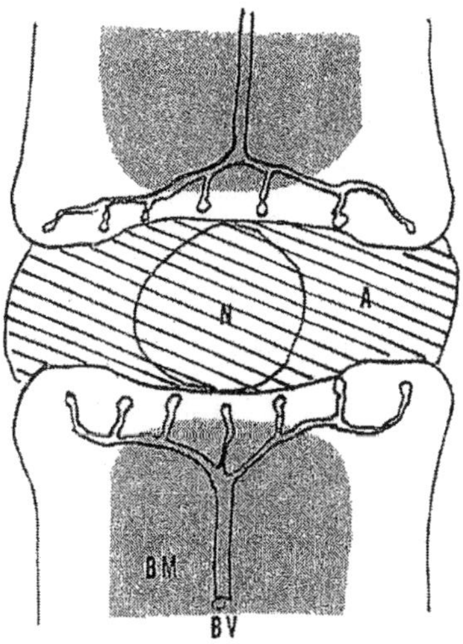

그림 3.3 추간판의 혈관 공급. 동맥 말단이 작고, 척추의 종말판 근처 벌브모양의 매듭이 추간판과 인접한다. 초기에는 추간판 섬유륜은 통과하지만 결코 수핵을 통과하지는 못한다. 혈관은 척추의 골수에 있다.

모세혈관 회로에 의해 평생 무혈관 상태로 남아있게 된다(그림 3.3).

인간이 직립생활을 하게 되면서 척추와 추간판의 압력이 명백해졌다. 척추전만증으로, 수핵이 전방으로 이동하고 모양이 변하고 전방 수핵 섬유들로부터 분리되어 더욱 부드러운 섬유연골로 대체되었다. 3살에서 5살에 이르면 수핵이 커지고, 부드러워지고, 그리고 점성이 생기고, 그리고 추간판 내에서 중심에 놓이게 된다.

직립 자세의 발달동안 체중지지가 구성물질의 모양을 변화시켰다. 종말판이 볼록이나 편평한것에서 변화되어 중심이 오목해지고 추간판 핵의 중심이 되었다.

성인에서 외부 윤상 섬유들은 골테에 단단히 부착되고 내부 층판은 연골판과 연결된다. 외부 층판은 종인대들과 구분할 수 없다. 섬유륜의 전면과 외측면이 배측보다 더 두꺼워지고 내부 압력의 변화에 더욱 저항한다.

수핵의 연골섬유들은 "불규칙"하게 고려되어져왔다. 연골판 근처의 섬유들은 판과 평행하게 주행하고 수핵 깊숙한 곳에 있는 것은 안쪽으로 볼록하여 수핵의 중심을 향한다.

수핵의 교원질이 점차적으로 증가할수록 혈관이 감소하는 결과를 초래하여 세포수가 감소하며, 당단백질(proteoglycan)을 생성한다. 추체단판의 공간은 척추 골수에 혈관공간을 허용하고 연골단판과 접촉하게 된다. 이것이 억제로부터

"무혈관" 추간판의 수화작용의 기초가 된다.[4]

젊은 성인의 수핵 수분성분이 태어날때는 88%였던 것이 어른이 되면 76%로 줄어들게 된다.[5] 성인의 추간판은 여전히 높은 수준의 수분을 함유하고 특히 수핵에서 더 많은 수분을 흡수할 수 있다. 탈수작용이 일어나면, 여러 가지 이유로 수많은 수평선상의 분열이 수핵에서 발달한다.

추간판의 외부압력에도 불구하고 수핵내에도 압력이 존재한다. 만약 수핵이 구획화된다면, 전만위치가 증가된 곳에서 추간판이 좁아지고, 액체가 직진으로 흐른다. 이 사실의 임상학적 중요성은 그 정당성이 입증되었으나, 척추가 천천히 움직이는 결과를 초래한다.

섬유륜들 또한 추간판의 위치에 따라서 정렬과 밀도가 다양하다. 전방에서는 척추의 외부층을 주행하는 20쌍의 두꺼운 층판이 있고, 전종인대와 함께 느슨하게 융합한다.

후부섬유들, 특히 후외측 섬유들은 훨씬 두껍고 후종인대가 융합된다. 종종, 혈관들은 인대와 외부 섬유륜들 사이에서 발견된다.

추간판의 섬유륜에 존재하는 스트레스는 단판에 근접하여 부착되는 교원섬유들이 신장성을 견디는 원인이 되며 생리학상으로 휴지기에 수축하지만 섬유의 연속성이 손상받는것과 더불어 과도하거나 반복적인 끝을 맺는다.[7),8)]

발달동안 무혈관성에도 불구하고 모든 세포들이 추간판으로부터 제거되지는 못한다. 추간판에는 세포 종류와 더불어 세포 밀도도 다양하다. 연골주위 섬유륜들은 가장 많은 세포를 함유하고, 수핵은 가장 적다. 수핵은 사람의 나이에 의존적으로 연골세포와 섬유아세포가 나타나며, 척삭과 결합조직 세포를 함유한다. 척삭 조직과 연골세포는 태아기와 소아기때는 증가하고 나이가 들수록 감소한다.

추간판내의 세포들의 단편들은 세포간질을 재생시키거나 치료하는 능력을 보유한다. 재생 잠재력을 결정하는 것은 매우 어렵지만 면역조직학 연구에 의해 가능하다.

최근 논문[3]들은 수핵 세포들의 역학적 스트레스가 세포증식과 특성을 촉진시킨다고 밝힌다. 이것은 추간판의 역학적 스트레스가 생리적 잇점을 가진다는 것을 나타낸다. 일상 활동들은 정상 추간판의 퇴행 변화를 감소시켜 치료가 될 수도 있다.

교원질판
(COLLAGENOUS PLATES)

각각의 연골판의 주변부는 고리모양의 돌기로써 석회화되어 성인 척추의 교원질판의 중심에 남겨진다. 연골성판의 교원질섬유는 추체와 평행하게 주행한다. 이 연골성판을 통해 추간판의 영양분이 확산된다.

추간판의 섬유륜 스트레스는 기능적 단위의 움직임에 의존적으로 신장의 정도가 다양해지는 원인이 된다(그림 3.4)

척추관에서부터 척수공으로 주행하는 신경근은 추간판의 후외측에 직접적으로 접촉된다. 교감성 체인은 추간판의 후외측면을 따라 하행한다. 이러한 해부학적 관계는 손상이후에 나타나는 병적변화를 이해하는데 중요하다(그림 3.5).[9), 10)]

통증과 손상의 원인이 되는 추간판의 발병학에는 논쟁의 여지가 있다. 퇴화하는 추간판에서는 점진적으로 섬유륜이 소모되어 찢어지고 수핵의 탈수화현상이 보여진다.

섬유륜의 열상은 3가지 타입으로 분류된다; (a) 방사선 열상은 추간판의 후외측면에서 가장 빈번하다. (b) 구심성 열상은 특히 주변부에서 보여지면서 모든 추간판 층에서 보여지며 그리고 (c) 테두리 근처에서 불연속적으로 주변부에 열상이 생긴 것은 테두리 손상이라고 부른다. 처음으로 언급된 "추간판 구조의 내부적 혼란"에 대한 형태학적 묘사는 Schmorl과 Junghann이 횡이나 사선으로 수핵에서 시작하여 섬유륜으로 확대되는 파편을 설명한 것이다. 그들은 한 평면과 평행하게 단판에 근접한 추체 테두리로에서 섬유륜이 분리되는 것이 일치하는 손상을 설명하였고 이는 특히 추간판의 주변부에서 보여진다. 섬유륜 층판의 구심성 균열은 30살부터 정상적으로 나이를 먹을수록 나타난다.[11), 12)] (그림 3.6)

테두리 손상은 퇴화보다는 직접적인 외상의 영향을 받으며, 주로 20살까지 빈번하다.[13), 14)] 가장 흔하게 추간판에 손상을 주는 힘은 비틀림에 의해서다.[15), 16)]

많은 양의 수분을 함유한 수핵의 존재는 섬유륜 주변의 장력 긴장의 원인이 되며, 섬유륜이 부풀거나 비구획화되면 수핵이 점진적으로 기형이 되고 손상된

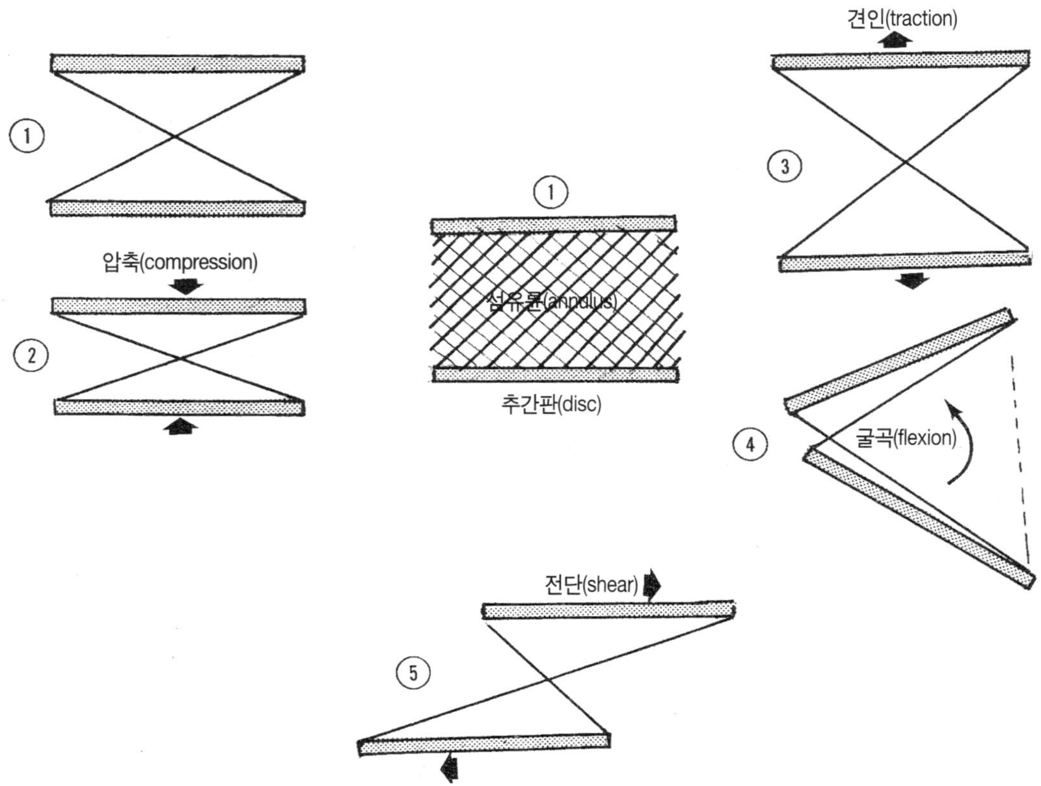

그림 3.4 추간판의 섬유륜의 신장성 (1) 섬유륜의 정상 각도 (2) 압축화 (3) 견인화 (4) 굴곡과 신장동안, 그리고 (5) 전단 스트레스하

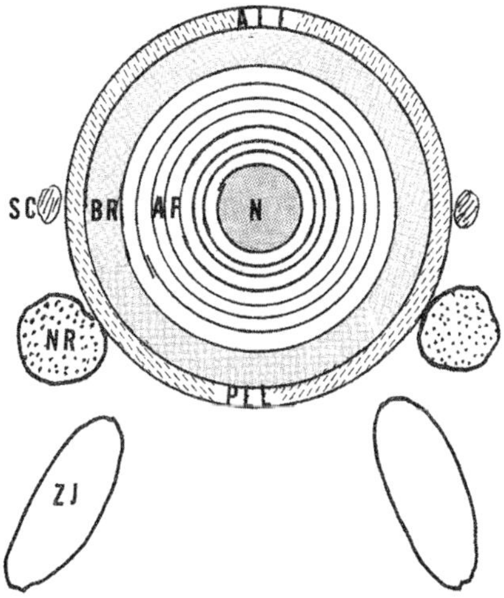

그림 3.5 신경과 추간판 관계. 추간판은 골융기(BR)내에 포함되어있는 수핵(N), 섬유륜(AF)을 포함한다. 전종(ALL) 그리고 후종인대(PLL)는 섬유륜 외부에 위치한다. 신경근(NR)은 추간판에 근접한 관의 후외측에 위치한다. SC는 교감신경사슬; ZJ는 관절돌기면 관절.

다. 추간판의 유체역학에는 결함이 있다.

압축은 기형의 원인이 되며, 기형이 염력보다 훨씬 크다. 이것은 중요한 압축력이 외부 섬유륜에 의해 생기는 것이 아니라 대신에 내부 섬유륜과 수핵에서 생겨난다는 것을 나타낸다.[17]

추간판 탈출에 관한 정확한 메카니즘이 임상에서 확실하게 정해지지 않았지만, 탈출의 원인을 밝히려는 수많은 시도로 다음의 것들이 드러났다;

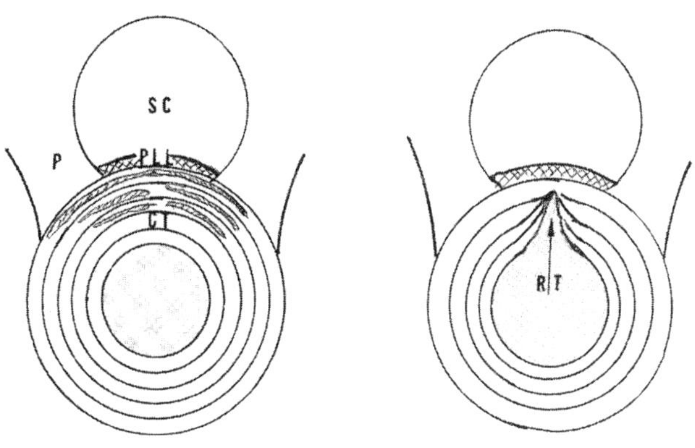

그림 3.6 섬유륜의 구심성, 방사성 열상

1. 빠른 속도나 느린 속도의 압축력은 단판의 골절을 일으키지만, 추간판에서는 영향을 끼치지 않는다. 추간판 퇴화의 정도와는 관계가 없다.[18)~20)]
2. 생리학적 단계를 넘어선 추간판의 염력부하는 주변 추간판 섬유륜이 찢어지는 결과가 되지만 추간판 탈출의 원인은 아니니다.[15)]
3. 기능단위의 과도하거나 갑작스러운 굴곡은 일반적으로 후종인대가 찢어지거나 층판의 견열골절이 생기는 결과가 된다.

40에서 50세가 되면 추간판의 퇴화가 진행된다. 수핵은 움직임이 남아있어서 탈출의 위험이 있지만, 세 단계를 거치면 인대 석회화와 골증식체의 형성에 의해 안정화로 되돌아간다.

임상적으로, 대부분의 환자들은 특수하고 갑작스러운 외상으로 인해 탈출이 생기지는 않는다. 그러므로 요통 그리고/ 또는 하지 방상통의 원인을 진술하는 것과 관련하여 주의깊은 임상의가 필요하다. 추간판 탈출을 진단하는 것은 많은 요인의 복합된 결과로 고려되어져야 한다. 굴곡-회전-압축력으로 인한 급성 탈출의 다발성 결과로 인해 후 추간판 섬유륜이 약화된다.

병적 척추는 추간판의 퇴행성 변화로 중년의 모든 대상자에서 나타나지만, 수직 또는 후방 추간판 탈출의 증거가 있을 때는 어린나이에도 나타난다. 궁극적으로 추간판 퇴화로 퇴행성 척추분리증의 모든 후유증을 이끌어내고, 요통과 장해와 관련된 많은 병리학적 상태의 진단상의 라벨이 된다.[16)~22)]

수핵의 점착성 간질은 물과 유사한 수많은 당단백질(proteoglycan) 복합체를 포함한다. 건조무게의 약 65%는 당단백질(proteoglycan)이고 20%는 교원질이고 나머지는 엘라스틴과 다른 소수 구성물질이다. 섬유륜의 건조무게는 60%의 교원질과 20%의 proteoglycan이다. 탄력섬유는 추간판 전체에 걸쳐있다.

탈수화가 추간판 퇴화의 원인으로 언급되므로 이 탈수화의 역할이 명확해야 한다. 당단백질(proteoglycan)이 감소하면, 케라틴 황산염이 증가한다. 중성 단백질분해효소는 연골 기질을 퇴화시킨다. 이러한 분열효소들이 명확하지 않은 상태로 잔존하지만, 추체에서도 발견되어 외상 이후 추간판 기질에 흘러들어온 것으로 추정된다.[23)~26)]

침해수용성 핵물질
(NUCLEAR MATERIAL CAUSING NOCICEPTION)

추간판내에 내부적 헤르니아 형성이 있을때, 핵은 외부를 향해 돌출되고 화학적 변화가 기질내에서 일어난다. 인지질 A2(PLA2)와 당단백질은 자가면역 염증성 반응을 이끌어낸다. 핵기질은 정상적으로 아라키돈산의 마지막 생성물질인 PLA2와 PGI2를 가지고 있다. 아라키돈산에서 나온 인지질A2에 의해 핵이 손상을 받으면 프로스타글란딘, 트롬본산, 류코트리엔, 그리고 에이코사노이드라고 불리는 지방(lipozin)으로 변하여 염증의 원인이 된다. 이런 양상의 원인이 되는 것으로 고려되는 세포는 연골세포와 섬유아세포이다. 아라키돈산의 물질대사는 국소적통증과 방사통의 생성에 수반된다(그림 3.7).

압축과 염력의 결합이 추간판 섬유륜 열상의 원인이 되고 외측굴곡에 의해 복합적으로 나타남과 동시에 회전없이는 결코 일어나지 않는다. 반대 추간관절끼리 부딪히는 외측굴곡과 더불어 축에서는 회전이 일어난다. 이러한 변화들은 정상적인 축 회전이고 섬유륜에 다른 힘이 작용하는 원인이 된다(그림 3.8).

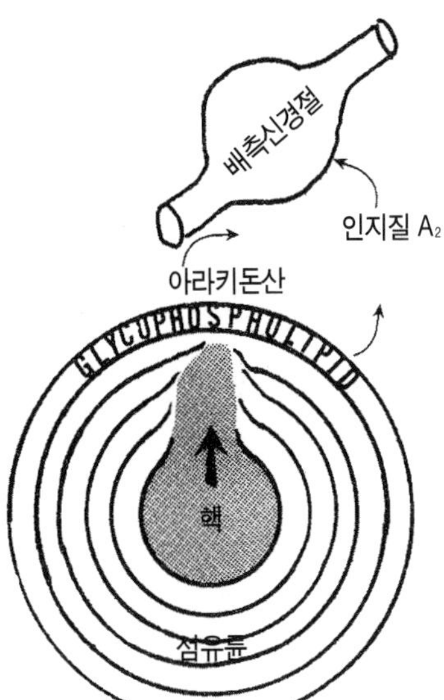

그림 3.7 추간판 탈출의 화학적 유리. 수핵의 내부 유리는 또한 손상된 기질로부터 화학적 유리를 동반한다.

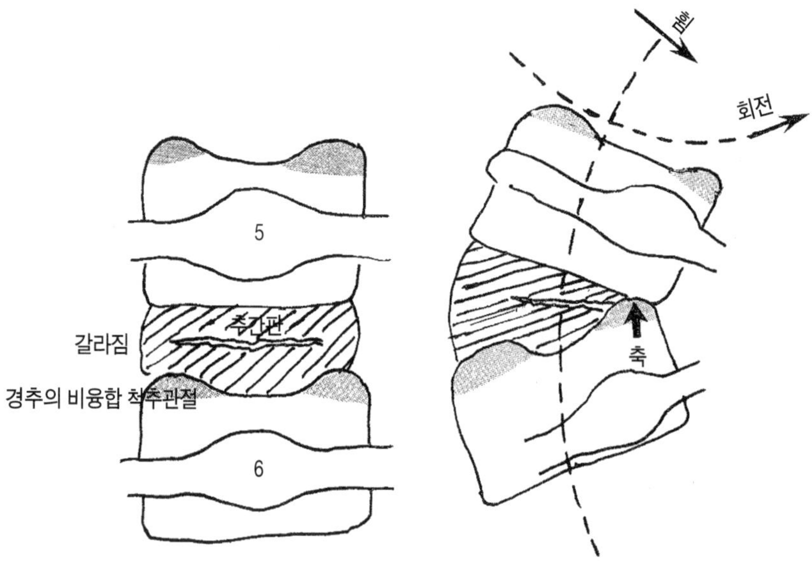

그림 3.8 추간판 섬유륜에 손상을 주는 복합적 외측굴곡과 회전. 이 그림은 경추이지만, 요추에서 비슷한 힘이 작용한다. 왼쪽 그림은 후섬유륜 열상을 가진 곧은 척추를 보여준다. 오른쪽 그림은 축회전 직후의 외측굴곡과 회전을 보여준다.

수핵이 요통 그리고/또는 방사통의 유발에 작용하는 것은 화학적 그리고 역학적인 요구를 필요로 한다. 추간판 물질이 척추관 또는 척추공에 도달하면서, 수분을 흡수하여 부풀어 오르고 부근의 신경조직을 압박한다.

추간판 질환의 임상적 징후
(CLINICAL MANIFESTATIONS OF DISC DISEASE)

요추 추간판 탈출의 임상 영상이 돌출과 분출사이의 변화를 잘 설명하지만 "통증의 원인이 되는 추간판의 실체를 진단하는 것은 임상 영상 그리고/또는 외과적 중재에서 발견된 결과 없이 화상진찰만으로는 알 수 없다"[29),30)]

화상 기술(척수조영상, CT, MRI)은 실제상의 신경 충돌을 정확하게 증명해야 한다. MRI는 추간판의 "팽륭"을 설명할수 있으나, 실제로 신경근을 바꾸어

놓아서 추간판 탈출의 진단을 확인할수 없게 만든다.

CT 스캔을 통한 추간판조영술은 명확한 통증의복제시 추간판을 더욱 정밀하게 진단할 수 있다. 색소 주입은 반드시 핵으로부터 분출되어야하며, 섬유륜 열상에서 추간판 탈출을 확인한다.

McKenzie[33),34)]는 추간판의 탈출의 진단과 치료를 위해 핵의 이동을 요구했다. 섬유륜이 일상 활동에서 주어지는 정적 부하에 의해서 손상 받지 않고 남아있다면, 환자는 짧은 기간 동안 자주 경험하던 요통을 더이상 경험하지 않게 된다. 손상 받지 않은 섬유륜은 제한적으로 수핵을 보유할 것이다. 섬유륜에 어떠한 결함이 있다면 통증을 유발하는 화학적 변화뿐만 아니라 역학적 변화가 생길뿐만 아니라 위치가 바뀌고 퇴화한다. 반복적인 굴곡 손상이나 급성 손상으로 인한 전치 과정으로 인해 통증이 증가하고 McKenzie에 의하면 통증이 원위부로 움직인다고 말한다. 손상된 기능단위에 적용되는 움직임은 전치를 증가시킨다. 요추부의 신전이 증가할수록 추간판 수핵은 역학적으로 후방으로 옮겨지고, 후종인대와 신경근은 통증부위와 멀어진다. 하지 원인부 통증은 요통을 감소시키고 그 후 이론상에 의하면 사라지게 된다.

추간판의 중요성은 요추의 역할에 대한 역학에서 받아들여지고 통증의 부위로도 받아들여지지만 추간판이 원인이 된다는 확증을 위해서는 정확한 임상 영상, 병력 청취와 물리적 검사, 그리고 확증적인 연구가 이루어져야 한다.

추간판 병적 변화가 발전할 가능성은 비록 유전적 요소가 고려될지라도 환경적 그리고 인체측정학적 위험 요소가 있기 때문에 결정짓기가 어렵다.

흥미로운 그의 논문[35)]에서, Adams는 추간판 분열에 대한 역학적 메카니즘은 손상된 단판의 부하가 단판을 변형시키고, 수핵이 그것을 통과하게 만든다고 주장한다. 이것이 추간내 압력을 감소시키고 추간판 공간을 좁혀 안정성을 감소시키는데, 그 이유는 압력은 수핵보다 섬유륜에 의해 생겨나기 때문이다. 그래서 섬유륜에 주어지는 스트레스가 내부 섬유륜은 안쪽으로 부풀어오르게 하고 외부 섬유륜은 바깥으로 부풀어 오르게 한다. 추간판, 추간관절의 점진적인 손상, 그리고 추간공내의 신경 조직에 대한 신경학적 손상의 결과로 생기는 불안정성은 치료 장에서 나오는 척주의 "관상" 유지를 증진시킴으로써 예방하거나 최소할 수 있다.

요약
(SUMMARY)

척추의 역학적인 측면에서 추간판의 역할과 침해부위가 인정되고 있다. 병력 청취와 신체 검사가 실제적 병리역학을 설명하지는 못하며, MRI 연구도 확실한 임상 소견으로 병력과 연관되지 못하며, 비정상적인 방사선 결과도 임상적 소견을 발견하지 못한다. 추간판은 단지 임상의의 주장에 의해서 통증의 원인으로 추정된다.

참고문헌
(REFERENCES)

1. Taylor JR, Twomey L. The role of the notochord and blood vessels in vertebral column development and in the aetiology of Schmorl's nodes. In:Grieve GP, ed. *Modern manual therapy of the vertebral column*. Edinburgh: Churchill Livingstone, 1986:2-26.
2. Taylor JR. The development and adult structure oflumbar intervertebral discs. *J Man Med* 1990;5:43-47.
3. Peacock A. Observations on the prenatal development of the intervertebral disc in man. *J Anat* 1951;85:260-274.
4. Maroudas A, Stockwell RA, Nachemson A, et al. Factors involved in the nutrition of the human intervertebral disc. *JAnat* 1975;120:113-130.
5. Puschel J. Der Wassergehalt normaler und degenerierter Zwiaschen-wirbelsheiben. *Beitr Pathol Anat* 1930;84:123-126,
6. Twomey L, Taylor J., Flexion creep deformation and hysteresis in the lumbar column. *Spine* 1982;7:116-122.
7. Paassilta P, et al. Identification of a novel common genetic risk factor for lumbar disk disease. *JAMA* 2001;285:1843-1849.
8. Marini JG. Genetic risk factors for lumbar disk disease. *JAMA* 2001;285:1886-1888.

9. Bogduk N, Tynan W, Wilson AS. The nerve supply to the human lumbar intervertebral discs. *J Anat* 1981:132:39-56.
10. Taylor J, Twomey L. Innervation of lumbar intervertebral discs. *NZ J Physiother* 1980;8:36-37.
11. Matsumoto T, Kawakami M, Kuribayashi K, et al. Cyclic mechanical stretch stress increases the growth rate and collagen synthesis of nucleus pulposus cells in vitro. *Spine* 1999;24:4:315-319.
12. Schmorl G, Junghann H. *The human spine in health and disease.* Second American Edition. Besemann EF, trans. New York. Grune & Stratton,1971.
13. Coventry MB, Ghormley RK, Kernohan JW. The intervertebral disc: its microscopic anatomy and pathology. Part III: Pathological changes in the intervertebral disc. *J Bone Joint Surg* 1945;27:460.
14. Friberg S. Anatomical studies on lumbar disc degeneration. *Acta Orthop Scand* 1948;17:224-230.
15. Vernon-Roberts B, Fraser RD. Annular tears and intervertebral dise degeneration. *Spine* 1990;15:762-767.
16. Vernon Roberts B, Pirie CJ. Degenerative changes in the intervertebral discs of the lumbar spine and their sequelae. *Rheumatol Rehab* 1979;16:13-21.
17. Farfan HF. *Mechanical disorders of the low back.* Philadelphia: Lea & Febiger, 1973:63-92.
18. Kirkaldy-Willis WH. The pathology and pathogenesis of low back pain. In: Kirkaldy-Willis WR, ed. *Managing low back pain.* New York: Churchill-Livingstone, 1983:23-43.
19. White AA, Panjabi MM. *Clinical biomechanics of the spine*, 2nd ed. Philadelphia: JB Lippincott, 1990:16.
20. Hardy WG, Lissner HR, Webster JE, et al. Repeated loading tests of the lumbosacral spine. *Surg Forum* 19589:690.
21. Ferry O. Fracture of the vertebral end-plate in the lumbar spine. *Acta Orthop Scand* 1957(Supp1);25
22. Virgin W. Experimental investigations into physical properties of intervertebral disc. *J Bone Joint Surg* 1951;33B:607.
23. Roaf R. A study of the mechanics of spinal injuries. *J Bone Joint Surg*

1960;42B:810.
24. Adams MA, Hutton WC. Prolapsed intervertebral disc: hyperflexion injury. *Spine* 1982;7:184.
25. Shirazi-Adl A, Parianpor M. Effect of changes in lordosis on mechanics of the lumbar spine-lumbar curvature in lifting. *J Spinal Disord* 1999;12:436-447.
26. Gracovetsky S. *The spinal engine*. New York: Springer-Verlag, 1988.
27. Fujita K, Nakagawa T, Hirabayashi K, et al. Neutral proteinases in human intervertebral discs role in degeneration and p le origin. *Spine* 1993;18:1766-1773.
28. Paajanen H, Haapasalo H, Kotilainen E, et al. Proliferati'on potential of human lumbar disc after herniation. *J Spinal Disord* 1999;12:57-60.
29. Brown MD. Pathophysiology of disc disease. *Orthop Clin North Am* 1971;2:359-370.
30. Robertson JT, Huffmon GV, Thomas LB, et al. Prostaglandin production after experimental discectomy. *Spine* 1996;21:1731-1136.
31. Shimizu T, Wolfe LS. Arachidonic acid cascade and signal transduction. *J Neurochem* 1990:55:1-15.
32. Gertzbein SD, Tile M, Gross A, et al. Autoimmunity in degenerative dise disease of the lumbar spine. *Orthop Clin North Am* 1975:6:67-73.
33. McKenzie R. A physical therapy perspective on acute spinal disorders. In: Mayer TG, Mooney V, Gatchel RJ, eds. *Contemporary conservative care for painful spinal disorders*. Philadelphia: Lea & Febiger, 1991:211-220.
34. McKenzie R. *The cervical and thoracic spine: mechanical diagnosis and therapy*. Waikanae, NZ: Spinal Publications, 1989.
35. Adams MA, Freeman BJC, Morrison HP, et al. Mechanical initiation of intervertebral dise degeneration. *Spine* 2000;25:1625-1636.
36. Laros GS. Differential diagnosis oflow back pain. In: Mayer TG, Mooney V, Gatchel RJ, eds. *Contemporary care for painful spinal disorders*. Philadelphia: Lea & Febiger, 1991:122-130.

4. 요통관련 관절돌기면의 역할
The Role of The Facets in Low Back Pain

추간관절(*관절돌기면(facet)* 이라고도 알려진)은 기능적 단위의 층판 부분에 위치한 활막성 관절이다. 시상면상으로, 추간관절은 척추의 굴곡과 신전을 허용하지만 기능적 단위의 외측굴곡과 회전을 제한한다(그림 4.1).

척추의 기능적단위의 움직임을 안내하는 것 외에도, 수많은 신경 종말 기관을 보유하여 면역에 관여하는 고유수용기와 침해수용기로 작용한다.[1] 고유수용기 종말 기관은 심부 요부 근육, 건, 극돌기 인대, 그리고 관절돌기면들 내에서 입증되며 움직임에 대한 정보를 제공한다. 침해수용기는 면역과 손상과 관련된 통증을 중추신경계로 전달하는 역할을 한다. 이러한 신경 종말 기관은 관절돌기면들 뿐만 아니라 또한 후부 인대성 구조에서도 관찰된다(그림 4.2).

신경분포로 인해서 요통의 주요 부위가 고려된다. 1911년 Goldthwait는 "관절돌기면의 특성은 요통과 불안정에 책임이 있다"라고 언급했다.[2] *관절돌기면 증후군*이라는 용어가 요통의 분류법에 추가되었다. 통증은 관절에 유독 주사를 주입하여 제거될 수 있고 진통제 주사로 경감되어지는 것이 드러났다.[3] 그 후에 이러한 소견을 입증하는 수많은 논문들이 쓰여졌다.[4]

기능적 단위의 굴곡 최대범위에서 추간관절 캡슐은 장력을 받고, 추가적인 굴곡에 대한 저항을 제공한다.[5),6]

추간관절의 모서리 때문에 회전, 외측굴곡, 그리고 비틀기 동작을 제한한다(그림 4.3). 이러한 제한이 인대와 추간판 섬유륜과 더불어 기능적 단위의 안정성을 보장한다.

활막성 관절에서 윤활이 생겨나서 맞은편 표면이 연골 안에 위치한다. 연골성막은 평균 1mm 두께이다. 연골은 무혈관성이므로 영양분과 윤활 물질을 연골하 혈관의 흡수를 통해서 공급받는다.

관절 윤활은 또한 압축력을 최소화하는데 작용한다. 윤활과 같은 메카니즘은 연골의 역학적 구조 때문에 가능해진다. 연골의 정상 분비물은 활막성 관절의

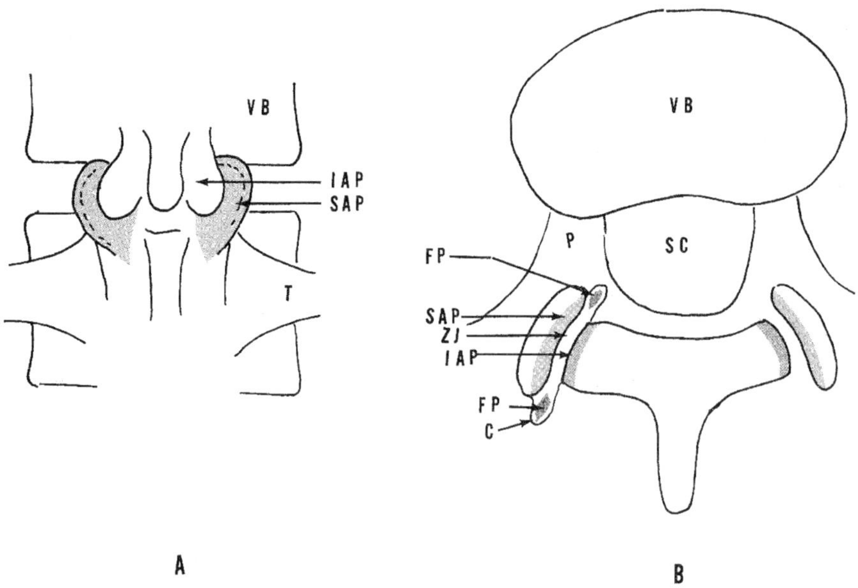

그림 4.1 추간관절(관절돌기면). A: 추간관절을 그린 기능적 단위의 후부, B: 추간관절의 상부, C; 관절낭, FP; 지방 패드, IAP; 하관절돌기, P; 추궁근, SAP; 상관절돌기, SC; 척주강, T; 횡돌기, VB; 추체, Z-J; 추간관절

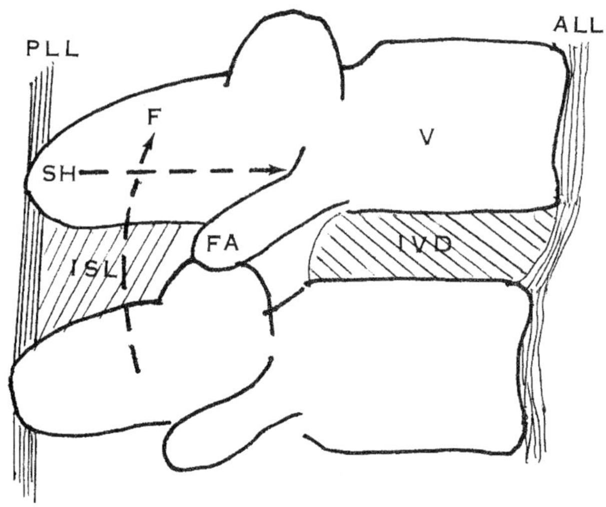

그림 4.2 극돌기 인대. 기능적 구조의 외측면 관찰에서는 단위 척추(V)의 움직임을 결정짓는 후극인대(PLL), 극간인대(ISL), 전종인대(ALL)가 나타난다: 굴곡(F)과 전단(SH), FA; 관절돌기면, IVD; 추간판

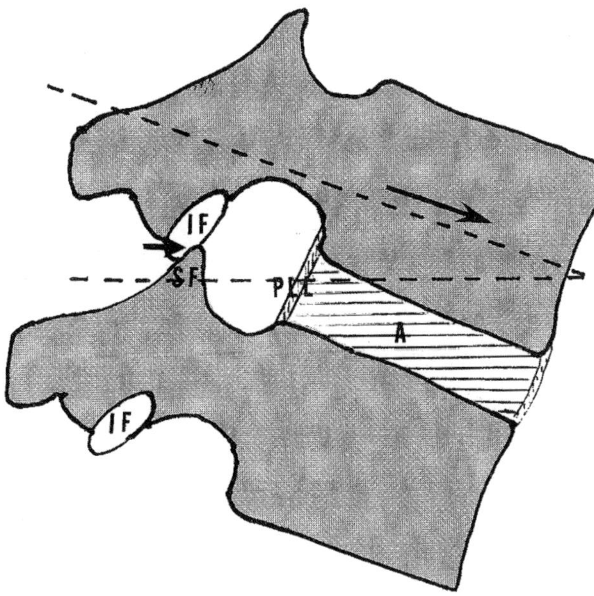

그림 4.3 비틀기 동작을 제한하는 관절돌기면. 요천추 각은 비틀기 동작을 허용하지만 추간관절의 모서리가 의미있는 전단 동작을 제한한다.

윤활제인 하이알루론산분해효소이다. 이 분비물은 중력의 압축력과 근육 수축에 의해서 관절내로 발산시킨다. 점착성 특성으로 관찰면에 코팅을 시켜서 마찰을 최소화한다.

연골의 퇴화는 연골에 부과되는 반복된 그리고/또는 과도한 힘에 의해서 발생한다. 뒤쪽에 위치한 관절돌기면에 주어진 비정상인 힘의 작용으로 추간판이 앞쪽으로 좁아지고 연골에 손상을 준다. 이러한 힘은 과도하게 비틀림의 유무와 더불어 압축력을 동반한다. 주로 이러한 힘들이 복합된다.[7]

연골의 퇴화는 기질의 변화와 더불어 교원섬유의 손상을 의미한다. 손상된 연골세포, 윤활세포, 그리고 호중구로부터 단백질분해효소의 화학적 방출의 결과로 일어난다.[8)~10)] 이러한 단백질분해효소들은 또한 교원질을 파괴하는 *교원질분해효소*라는 용어로 쓰여진다. 또한 기질을 파괴하기 때문에 *스트로멜리신(stromelysin)*이라는 용어로도 쓰여지고, 엘라스틴을 파괴하므로 *엘라스타아제(elastase)*라는 용어로 쓰여진다.

연골의 퇴화는 다음의 결과로 여겨진다.

1. 근육 수축력으로부터의 세로축 힘과 다른 외부힘
2. 근육 수축력과 외부힘에서 발생한 연골위의 과도한 압축력,
3. 미세골절을 일으키는 연골하 뼈위의 갑작스런 충돌[11]
4. 척추의 의도하지 않은 동작으로 인한 과도한 전단력[12), 13]

물리적 자극인 스트레스는 교원질의 형성과 유지에 중요한 요소이다.[14] 비정상적인 스트레스는 퇴화와 더불어 나이가 많아지면서 생겨난다.

연골 손상이 연골하 조직에 도달하지 못하며 더 나빠지지도 좋아지지도 않는다. 초기 퇴화는 연골의 표면에 "파편"으로 일어나며, 접선 층에 작은 낭종들을 형성한다. 하이알루론산분해효소는 이러한 함몰부로 들어가서 연골 기질의 콘드로이틴에 손상을 입힌다.

점진적 퇴화는 연골 감소의 탄력성을 변화시킨다. 적은 윤활제가 생성되면, 움직임에 대해 더 많은 마찰력이 생겨난다. 연골하 뼈의 섬유모세포는 연골 열창으로 들어가서 뼈의 강도를 증가시키고 최대 움직임이 일어난다.

기능적 단위의 굴곡-신전 동안 관절돌기면은 약간의 압박과 전단력과 더불어 각각 위아래로 미끌어진다. 캡슐은 생리학적으로 신장되지만 관절돌기면에 힘이 과도해지면 열상이 일어날 수도 있다. 전방 굴곡시 관절돌기면은 3mm 정도로 약간의 평행이동이 일어난다. 전단의 양은 생리적으로 고려되며 섬유륜, 관절돌기면의 캡슐, 후종인대, 그리고 근육의 흉요추 근막에 의해 제한이 일어난다.

대부분의 일상생활 활동 동안 전방 굴곡은 동시에 회전과 외측굴곡을 동반하고, 좀처럼 순수한 시상면상의 굴곡과 신전은 일어나지 않는다.[15] 각 기능 단위들은 척추 굴곡동안 동시적으로 굴곡, 외측 굴곡, 그리고 회전을 한다. 관절돌기면은 약간의 압박과 전단과 함께 각각 위로 미끌어진다. 이러한 움직임동안 캡슐은 생리적으로 신장된다.

캡슐 주름내의 지방 패드는 관절에 적합하게 추가되어 윤활작용을 한다.[16, 17] 이러한 패드들은 활막내에 붙으며, 노인이 되면 섬유화되고 탄력성을 잃어서 윤활 잠재성만 남는다.[18~20]

관절돌기관절의 신경분포
(FACET JOINT INNERVATION)

관절돌기면은 신경근의 후부 일차성 분열로 신경분포가 이루어지고 교감 신경 섬유와 더불어 구심성 그리고 원심성 신경을 포함한다. 기능은 감각운동, 고유수용성, 그리고 혈관운동 조절을 한다(그림 4.4).

관절돌기면의 고유수용성 기능은 굴곡 활동동안 요추 기립근의 근전기 활동의 자발적인 축소가 일어나도록 하는 것으로 추정된다(그림 4.5).

감각 섬유의 종말 기관에 침해수용기가 축척되면 또한 배근 신경절 섬유가

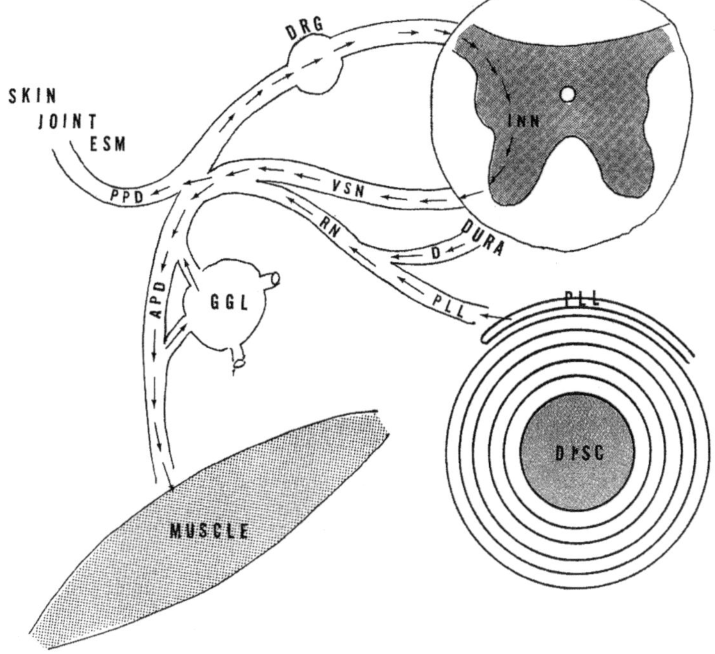

그림 4.4 관절돌기면의 신경분포. 모든 침해수용기 부위의 신경분포는 후부 일차성 가지(PPD)로부터 관절까지 포함한다는 것을 보여준다. APD; 전방일차성가지, D; 경막, DRG; 후신경근절, ESM; 척수신전근, GGL; 교감신경절, INN; 신경세포간 신경, PLL; 후종인대, RN; 회기신경러츠카(LUSCHKA), VSN; 복측 감각신경.

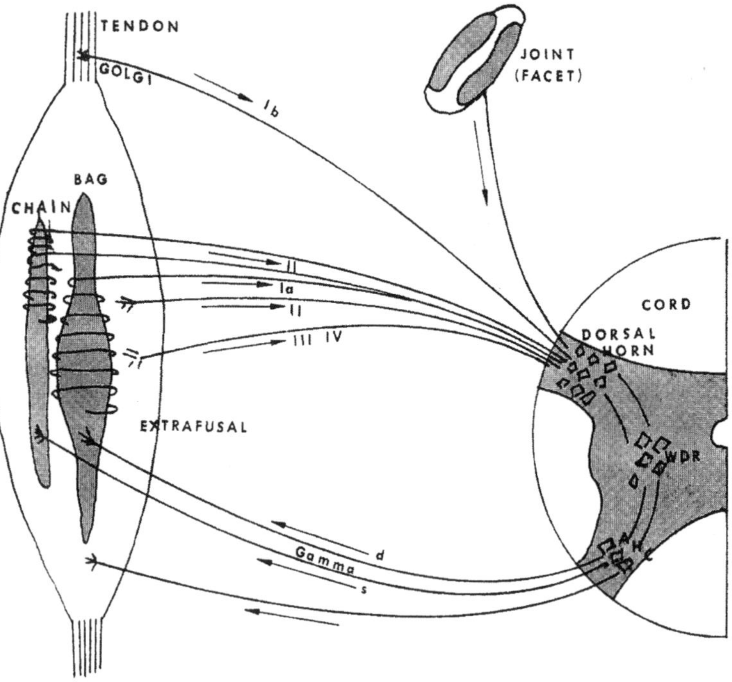

그림 4.5 추간관절 흥분과 근육 경련과의 관계. 추간관절의 흥분은 자극을 척수의 후각으로 보내서 동적 범위 핵(WDR)을 점진적으로 넓히고, 전각 세포(AHC)를 자극하기 시작하여 방추외 근섬유 수축의 원인이 된다. 또한 근방추의 방추내 가방과 체인을 분열시켜서 *경련*이라는 용어로 쓰여지는 근수축을 지속시킨다.

민감해지고 더 많은 자극을 후각 신경세포로 보낸다. 말초부의 그 이상 또는 지속적인 흥분은 더 이상 중요하지 않는데, 후근 신경세포과 후각 신경세포가 침해수용의 일차적 부위가 되기 때문이다(그림 4.6).

퇴행성 관절돌기면 질환
(DEGENERATIVE FACET DISEASE)

기능 단위의 전방 구획이 좁아지는 질병이 있을 때 자발적으로 후부 구성요소들이 좁아지는데 특히 추간관절의 뼈가 비대해지는 퇴행성 변화가 일어난다.

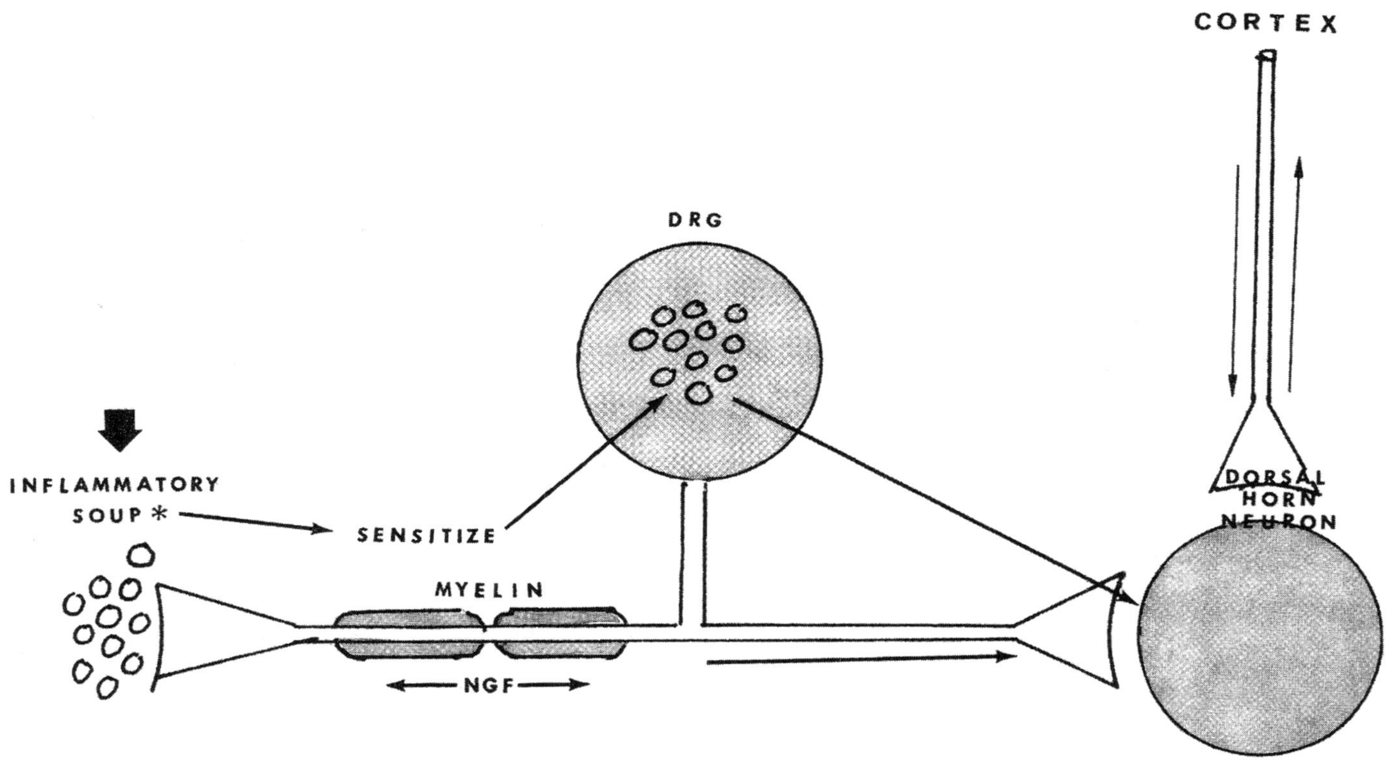

그림 4.6 염증성 "스프(soup)" 개념. 감각 신경의 종말 기관의 침해수용기 화학물질들의 축적되는 것을 스프라고 부르며 후근 신경절(DRG) 신경세포의 신경세포들을 민감하게 하고, 그후 후각 신경세포들을 민감하게 하여, 더 이상 말초성 침해수용기들이 필요하지 않고 염증이 지속되는 "만성 통증" 이 된다. * 글루타민산염, NMDA, 물질P 등

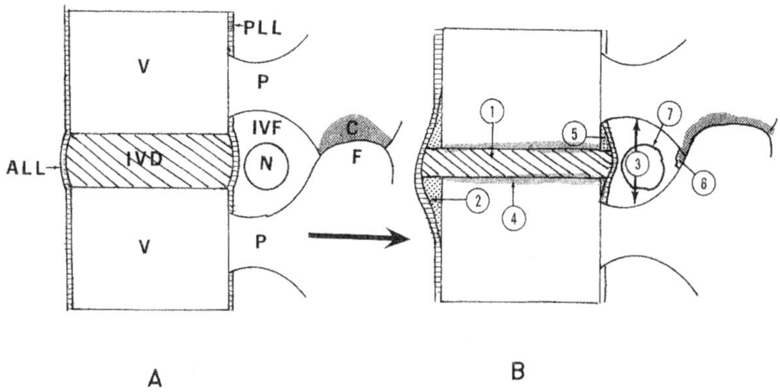

그림 4.7 관절돌기면의 퇴행성 관절염의 발전. (A) 기능 단위내의 모든 구서요소들의 정상적인 관계; (B) 퇴행성 변화: (1) 추간판의 좁아짐, (2) 종인대가 척추에서 분리되는 공간의 출혈성 침윤의 석회화, (3) 추간공의 좁아짐, (4) 판의 두꺼워짐, (5) 후부 골증식체, (6) 추간관절 연골의 두꺼워짐 ,그리고 (7) (5)와 (6) 다음의 추간공의 좁아짐. ALL; 전종인대, C; 연골, F; 관절돌기면, IVD; 추간판, N; 신경, P; 추궁근, PLL; 후종인대, V; 척추.

원인은 신경근 레벨의 포착으로 인한 추간공의 협착때문이다(그림 4.7).

X-rays, CT 스캐닝, 그리고 MRI 연구와 같은 방사선학 연구로 추간공의 축소와 그 정도를 밝혀낼 수 있고 MRI 연구는 신경근포착에 대한 것을 밝힐 수 있다. 또한 근전도 평가는 특수한 신경근 포착과 신경 손상의 정도를 확인할 수는 있지만 척추협착증이 신경근 포착의 병리해부학적 기초가 된다는 것을 확인할 수는 없다.

관절돌기면 질환의 임상적 징후
(CLINICAL MANIFESTATIONS OF FACET DISEASE)

통증과 장해의 근원으로써 관절돌기면을 확인하는 것은 여전히 논쟁의 여지가 되고 확증하기가 어렵다. 관절돌기면에서 기원하는 통증을 확인하는 기본적인 검사는 환자의 하부 요추를 능동적 그리고 수동적으로 과신전시키고 동시적에 양쪽으로 외측굴곡시키는 것이다. 이 수기법으로 추간공이 좁아지고 신경근이 포착되어 관절돌기면과 접근한다. 환자의 증상이 재발되면 원인을 추간관절

때문으로 언급한다.[21), 22)]

관절돌기면 내로 진통제 주사를 놓는 것은 진단상 그리고 치료적 방법으로도 사용된다.[23)~27)]

관절돌기면이 요통, 장해, 또는 정적 방사통의 부위와 원인이 된다는 것의 입증은 가능하더라도 매우 난해하다. 진통제 주사로 인한 경감으로 추간관절이 원인이 된다는 것을 입증하지 못하며 관절돌기면은 단지 한가지 특수 신경근 가지만을 받지 않으며 두가지 신경근 레벨에서 분포되는 것을 기억해야 한다.[27), 28)]

추간공은 퇴행성 변화로 인해 좁아지게 되며 먼저 척추 골극에서 시작하여 후에 관절돌기면 관절염 변화가 일어난다.

관절돌기면의 지속적인 퇴화는 더 잦은 전단과 더불어 기능단위의 불안정성을 증진시킨다. 이것이 전위증(전방 전단 움직임)의 원인이 된다.

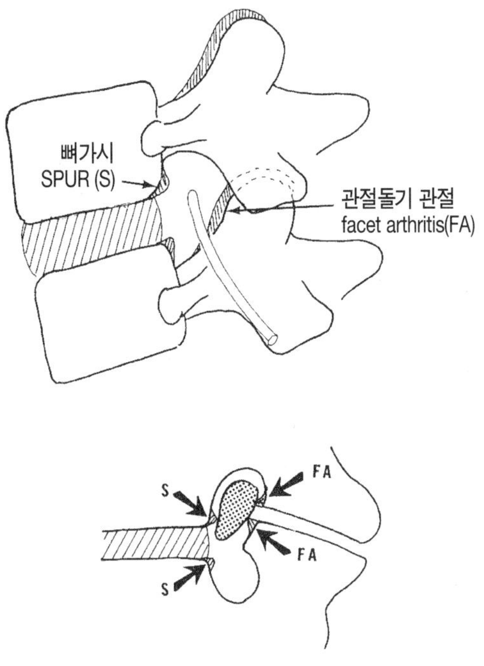

그림 4.8 추간공에 영향을 미치는 퇴행선 변화. 추체 후방의 뼈가시(S)와 관절돌기면(FA)의 관절변화가 추간공을 좁히고, 신경근을 압박한다.

참고문헌
(REFERENCES)

1. Minaki Y, Yamashita T, Ishii S. An electrophysioiogica1 study on the mecbanoreceptors in the lumbar spine and adjacent tissues. *Neuro-Orthopedics* 1996;20:23-35.
2. Goldthwait JE. The lumbosacral articulations: an explanation of many cases of lumbago, sciatica, and paraplegia. *Boston Med Surg J* 1911;164:365.
3. Mooney V, Robertson J. The facet syndrome. *Clin Orthop* 1976;115:149.
4. Cailliet R. *Low back pain syndrome*, 5th ed. Philadelphia: FA Davis,1996.
5. Taylor JB: Twomey LT. Structure and function of lumbar zygapophyseal(facet) joints: a rewiew. *J Orthoped Med* 1992;14:71.
6. Adams MA, Hutton W. The mechanical function of the lumbar joints. *Spine* 1983;8:327.
7. Giles L, Taylor JR. Human zygapophyseal joint capsule and synovial fold innervation. *Br J Rheumatol* 1987;26:93
8. Gbosh P, Andrews JL, Osborne R, et al. Variations with aging and degeneration of serine and cysteine proteinase inhibitors of human cartilage. *Agents Actions* 1986;18:69-81.
9. Nakagawa T, Ghosh P, Nagai Y. Serine proteinase and serine proteinase inhibitors of normal and degenerate knee joint menisci. *Bio Med Res* 1983;4:25
10. Melrose J, Ghosh P. The noncollagenous proteins of the intervertebral disc. In: Gbosh P, ed. *The biology of the interuertebral disc*, vol 1. Boca Raton, F1: CRC Press, 1988:189-237.
11. Sellier N, Chevrot A, Vallee C, et al. Arthrographie vertebrale normale. *J Radiol* 1986;67:487-495.
12. Twomey ZT, Taylor JR. Zygapophysealjoints of the lumbar spine. *Proceedings of 5th Biennial Congress of the Manipulative Therapist Association of Australia*, 1988

13. Taylor JR, TTnjomey LT~ Age changes in lumbar zygapophyseal joints: observations on structure and function. *Spine* 1986;11:739-745.
14. Tillman LJ, Gummings GS. Biological mechanisms of connective tissue mutability. In: CurYier DP, Nelson RM, eds. *Dynamics of human biological tissue*. Philadelphia: FA Davis, 1992:1-44.
15. Lorenzm, Parwardhan A, Vanderby R. Load-bearing characteristics of lumbar facets in normal and surgically altered spinal segments. *Spine* 1983;8:122.
16. Fritz JM, Delitto A, Welch WC, et al. Lumbar spinal stenosis: a review of current concepts in evaluation, management, and outcome measurements. *Arch Phys Med Rehabil* 1998;79:700-708.
17. Taylor JR, niZcC k CC. Lumbar facet joint fat pads: their normal, anatomy and their appearance when enlarged. *Neuroradiology* 1991;33:38
18. Mankon HJ. The reaction of articular cartilage to injury and osteoarthritis: medical progress. *N Engl J Med* 1974;291:1335.
19. Polle AR. Enzymic degradation: cartilage destruction. In: Brandt KD, ed. *Cartilage changes in osteoarthritis*. Indianapolis: Indiana University Medical School of Medicine, 1990.
20 GIles L, Taylor JRT. Human zygapophyscaljoint capsule and synovial fold innervation. *Br J Rheumatol* 1987;26:93-98.
21. Laros GS. Differential diagnosis oflow back pain. In: Mayer TG, Mooney V, Gatchel RJ, eds. *Contemporary conservative care for painful spinal disorders*, Philadelphia: Lea & Febiger, 1991.
22. Maigne R., Le Corre F, Judet H. Lumbalgies basses d'origine dorsolombaire: traitement chirurgical par excision des capsules articulaires posterieurs. Raport préliminaire. *Nouuelle Presse Med* 1978;7:565.
23. Lynch MC, Taylor JF. Facet joint injection for low back pain: a clinical study. *J Bone Joint Surg (Br)* 1986;68:138.
24. Marks RC, Houston T, Thulbourne F. Facet joint injection and fanerve block: a randomized comparison in 86 patients with chronic low back pain. *Pain* 1992;49:325.
25. Carrera GF. Lumbar facet joint injection in low back pain and sciatica

description of technique. *Radiology* 1980;137:661.

26. Bogduk N, Long DM. The anatomy ofthe so-called "articular nerves" and their relationship to facet denervation in the treatment of low back pain. *J Neurosurg* 1979;51:172.
27. Bogduk N, Long DM. Percutaneous medial branch neurotomy: a modification of facet denervation. *Spine* 1980;5:193-200.

5. 허리의 근육 조절

Muscular Control of The Low Back

척추 근육의 기능적 역할은 이전 장에서 논의되었다. Ladin의 주장[1)]에 의하면 "근육이 외부 부하에 대한 반응으로 생겨나는 외부 움직임을 균형 잡는다." 인대, 건, 그리고 관절 낭과 같은 다른 척추 조직들은 근육 힘을 균형 잡는 것을 보조한다. "순간적인 평형을 이루고, 나선 압축력을 최소화시킬 수 있는 가장 최소한의 근육 힘은 활동에 필요한 생리학상 요구조건이다"[1)].

근육 기능의 혼란은 장해, 불구, 그리고 통증을 유발하며 신경생리학적 징후이다. 정상적인 신경 메카니즘은 본래 타고난 것이며, 그 후 훈련과 반복적 사용으로 수정되어 "자동화" 된다. 정상 신경근골격계 기능을 교란시키는 요인은 다수이며 피로, 지루함, 화, 주의산만, 그리고 손상의 재발에 대한 두려움을 포함한다(그림 5.1).

굴곡, 외측굴곡, 그리고 회전이 복합된 척추의 짝운동은 복잡한 근육 메카니즘을 혼합한 것으로 그 정도가 다양하다. 특정 속도와 힘으로 주동근이 수축하는 동시에 길항근이 이완하는 것 또한 근육 활동의 복잡성을 복합한 것이다(그림 5.2).

잘못된 신경근 활동성에 의해서 기능 단위의 다른 조직들(추간판, 인대, 그리고 추간관절)은 장해, 불구, 그리고 통증을 일으키는 역학적 외상을 드러낼 수도 있다. 언급된바와 같이, 근육이 손상된 척주는 불안정하다.[2)] 부적절한 근활동을 하면 안정성이 적절하게 회복되거나 유지되지 못한다. 약간의 추가적인 부하가 척추의 변위를 일으킬 수 있다.

척주의 움직임을 직접적으로 조절하는 근육은 척추와의 관계에 따라서 후척추와 전척추로 분류된다. 후척추는 심부, 중간, 그리고 표재성의 3 그룹으로 더욱 나뉘어진다.

심부 근육은 근접한 극돌기들을 뒤로나 횡으로 연결하는 짧은 근육들로 구성된다. 중간 근육은 또한 횡돌기과 후극돌기를 연결한다. 표재 근육은 선택적으

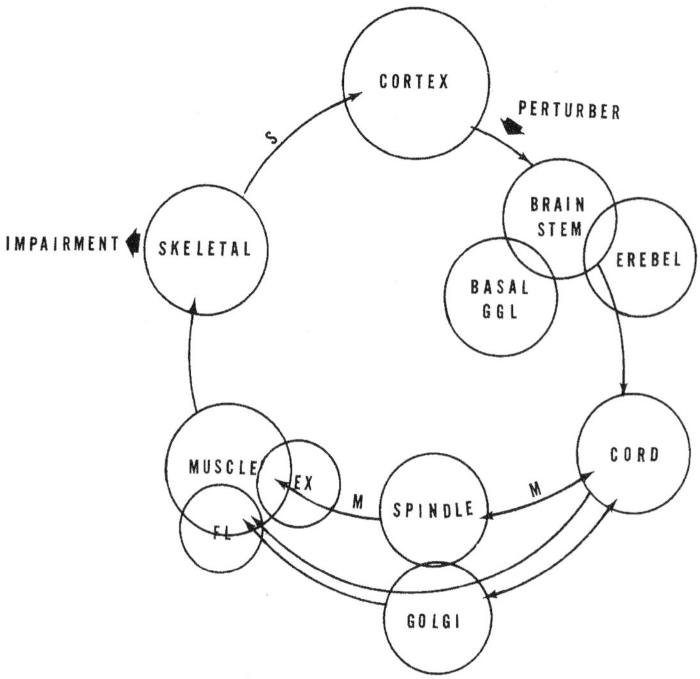

그림 5.1 운동 피질 패턴. 운동 패턴은 피질과 뇌간에서 시작되어 척수로 전달되어 근활동을 일으킨다. 근육은 Ia 과 Ib 섬유에 의한 근방추 시스템과 골지기관에 의해 조정된다. 외부적인 힘은 명확하게 하고 내부적인 힘은 교란시킨다. M; 운동신경, S; 감각신경

로 *척추기립근*이라고 불리고 부분적인 부착없이 길이가 길다.

전척추 근육은 네가지 복부근육으로 구성되며 세가지(외복사근, 내복사근, 횡복근)가 복부 부위를 둘러싸고 있다. 네 번째는 복직근이며 정중선의 앞쪽에서 수직으로 위치한다. 척추 근육은 굴곡력과 염력, 그리고 저항하는 외부힘을 창출함으로써 신체움직임을 만든다. 근육들은 인대성 척추를 강화시켜서 안정성을 제공한다.

근육은 필요한 활동에 의존하여 등장성뿐만 아니라 등척성으로도 힘을 창출한다. 모든 근수축은 내부 시스템(근방추와 골기건기관)에 의해 관리되고 감각성분을 가진다.

통증의 유무와 상관없이 손상된 기능은 2장에서 설명했듯이 임상적으로 능동 그리고 수동적 움직임에 의해서 측정된다.

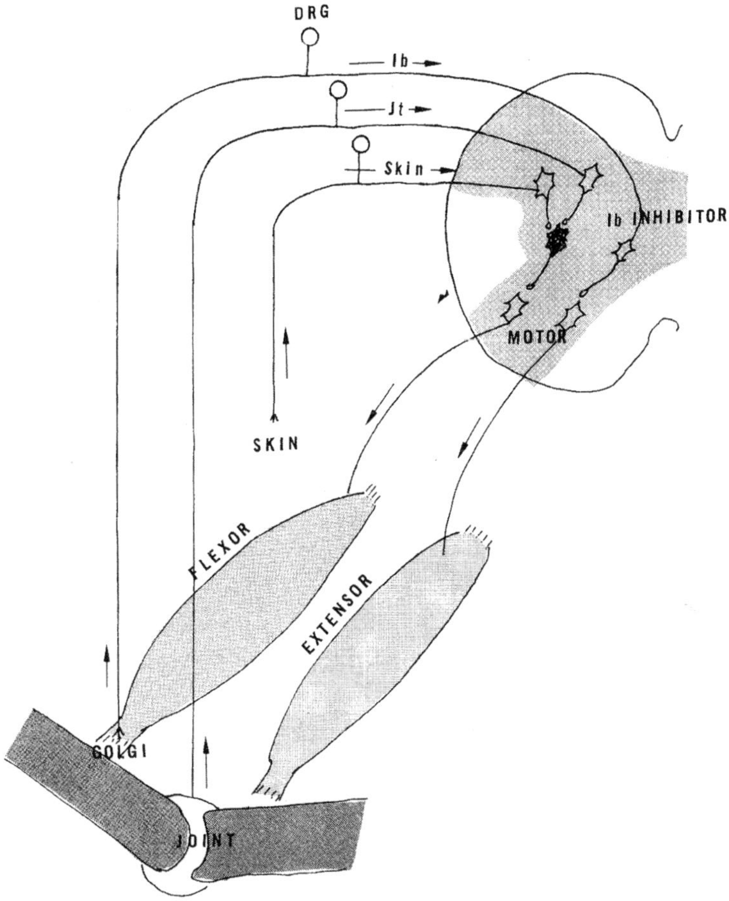

그림 5.2 주동근-길항근 수축. 주동근(굴곡근)은 수축하고 길항근(신전근)은 이완된다. 골지로부터의 자극은 억제성 핵(Ib)을 지닌 Ib 섬유 시냅스로 향하고 길항근에 영향을 준다. 관절 캡슐(Jt)로부터의 감각 섬유는 억제성 영향을 받는다.

경련

(SPASM)

임상 논문과 문헌에서 쓰여지는 근육 "경련"은 척주내 조직의 염증성의 결과이다. *경련*은 자주 논의되고, 정의되고, 증명되지는 못하지만 신경생리학적 기초가 된다. 수많은 문헌을 조사해보면 그 용어가 언급되지만 절대로 정의가 내려지지 않는다. 통증을 악화시키는 더 큰 동작을 막으려는 근접 근육들의 등척성 수축으로 인한 기능적 단위내의 염증성 반응이라고 가정된다. 재미있게도, 이러한 "방어적 경련" 의 근전도 검사가 한번도 이루어지지 않았다.

De Vries는 그의 *운동생리학*에서 경련에 대해 논의하길 "지체되는 근육 통증의 원인과 관련하여 두가지 주요한 이론적 견해가 있다. 이는 근육 경련 이론과 구조적 손상 이론이다"[3]. 그의 "경련 이론" 은 운동을 실시한 근육에서 관찰되는 전형적인 근피로 곡선을 통해 주장된다. 피로가 증가할수록 수축 진폭이 부가적으로 감소하는 것은 근육이 완전히 이완되는 근육의 능력이 감소하기 때문이다. 통증을 일으키는 허혈 정도의 원인은 아마도 통증 신경 종단물질의 통로인 근육막을 가로지르는 물질 P(substance P)의 이동 때문이다. 통증은 반사적 긴장성 근육 수축을 유발하여 근육 허혈을 연장시키고 악순환을 일으킨다. 반사적 긴장성 수축은 골지기관을 통해서 일어난다. 이것은 통증성 근육을 신장시킴으로써 입증된다. De Vries는 수축된 근육의 수동 신장을 통해서 유도된 근전도 변화를 설명했다. De Vries는 EMG 전위를 통합하여 기록하는 기구를 고안했다.

Marinacci[4]는 양성 근경련을 "섬유속성 연축" 으로 정의하였으며 2-10초동안 1,200㎶의 100회 진폭으로 3회 또는 4회 극서파를 가진다. 양성은 하부 운동 신경 퇴화의 징후가 나타나지 않는 것을 의미한다. 근육 "경련" 에 대한 생리학적 정의는 통증으로 인해 생겨나는 근육의 등척성 수축이며, 허혈 때문에 통증 상태가 된다. 수동적 신장으로 제거될 수 있다. 등척성 수축이 지속되는 동안 수반되는 수동적 그리고 능동적 관절운동범위를 감소시킨다(그림 5.3 과 5.4)

최근 Gunn은 그의 4번째 저서에서 *근경련*의 원리를 설명하였다.[5] 그의 개념은 Cannon 과 Rosenblueth의 탈수초화 법칙의 개념에 기초한다.[6] Cannon의 법칙은 "한개의 단위가 파괴되면, 원심성 신경세포의 연속작용으로 인해 화학적 요소의 흥분성이 증가하고 절연 구조나 구조물들과 탈수초화된 부분의 영향을 최대화로 발달시킨다."

Gunn은 "경련" 을 "지속적인 운동 단위 활동으로 인한 비자발적 운동 신경의 활동에서 기인된" 근육 단축을 지닌 근육의 장력이 증가된 것이라고 설명하였다. 근섬유의 탈수초화 과민성[6] 때문이 아니라 "활동전위가 없다면 근섬유들의 단축이 일어날 수 있다." 고 주장하였고, 운동 단위가 아니라 근섬유 전체가 아

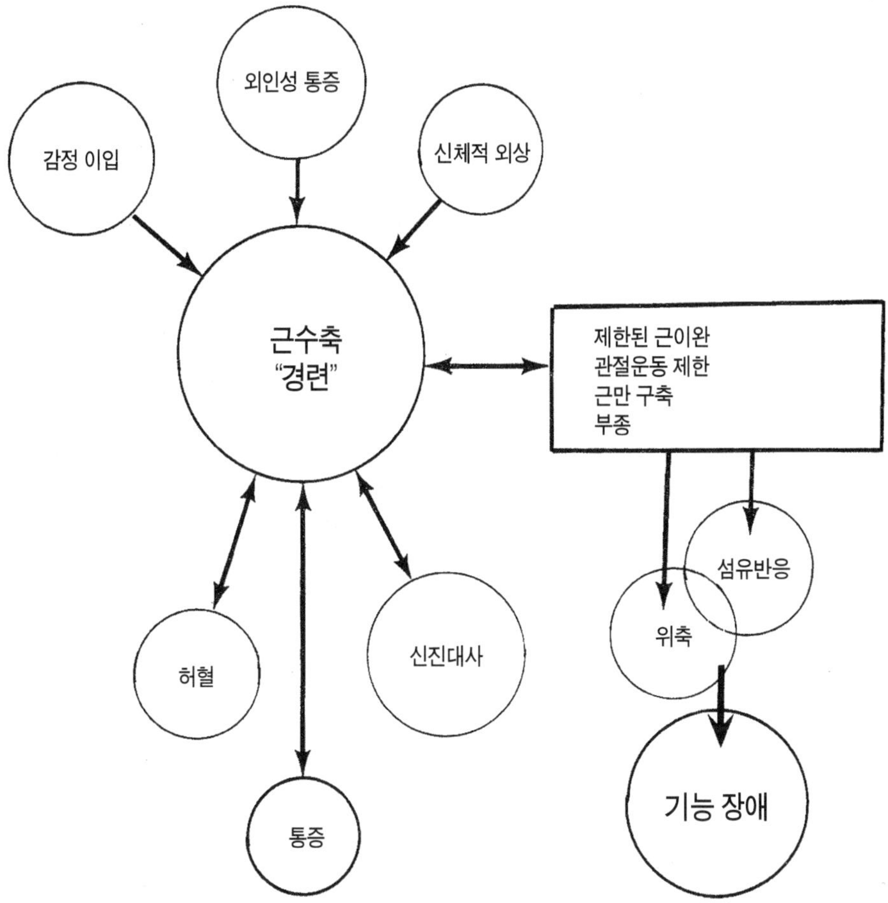

그림 5.3 근 경련과 기능적 장애. 외상, 외인성 통증, 그리고 정서적 긴장은 혈관수축으로 인해 근육의 허혈과 부종을 유도하는 근경련의 원인이 된다.

세틸콜린에 민감해진다. 또한 "근육 단축을 설명할 때 경련이라는 용어의 사용을 피하는 것이 좋다."고 언급했다.

그의 논문에서 수많은 근골격계 통증 증후군중에서 요통은 그 중 한가지이며, 추간판 압박, 관절돌기면의 접근, 그리고 근육 허혈의 증가를 동반하는 근육 단축에 의해서 일어난다. Gunn의 개념은 Patrick D에 의해 입증되었다. 서론에서 Gunn의 개념은 "움직임의 해부학과 생리학의 깊은 이해"를 보여준다. 추가적인 임상 연구가 이루어졌다.

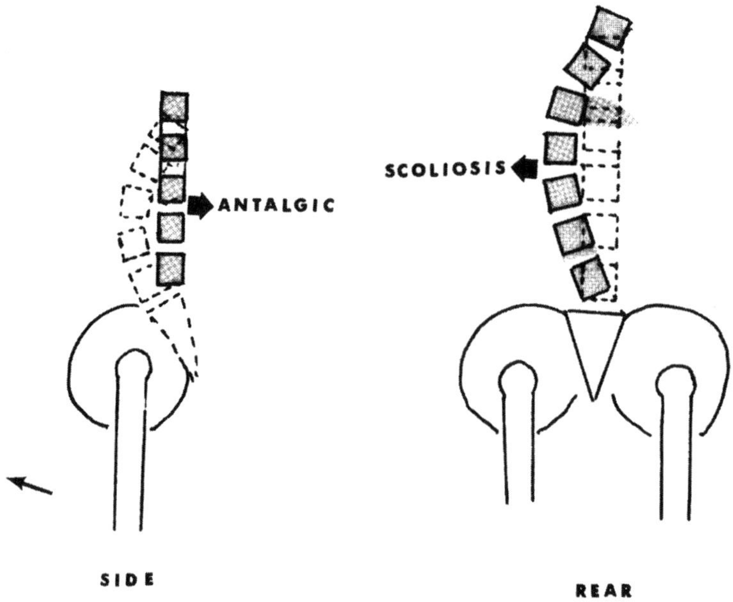

그림 5.4 통증성 척추와 기능적 척추측만. "방어적 근경련"은 척추가 생리학적 전만과 직선화를 소실하는것이다(옆면). 편측 근경련은 "기능적 척추측만"의 원인이 되기도 한다(정면).

근육성 통증
(MYOGENIC PAIN)

요통의 감별 진단은 추간판, 인대, 그리고 관절돌기 관절낭을 포함하여 이루어지고, Laros[7]는 *근육성 통증*을 포함시켰다. 이 용어는 *근육염*, *섬유근육염*, 그리고 *근육근막 증후군*을 포함하지만, 근육성 통증은 기능적 단위의 조직들이 다른 손상으로 인한 후유증을 유발하여 그 자체가 통증의 실체가 될 수 있다.

유해한 자극은 근육으로 가는 운동섬유를 통과하여 조정되며, *근육성 통증은* 구조적 근거를 가지게 된다[8](그림 5.5).

임상적으로, 근육 병리 현상은 관절범위를 제한하며 국소적 압통은 주로 부척추근과 둔근에 위치하고 수동적 그리고 능동적 신장에 의해서 통증이 재발되고 저항에 대항하는 능동적 수축에 의해서 통증이 재발한다. 병력은 요통으로 인한 작용으로써 근육 열상이 가능하다는 것을 지적한다.

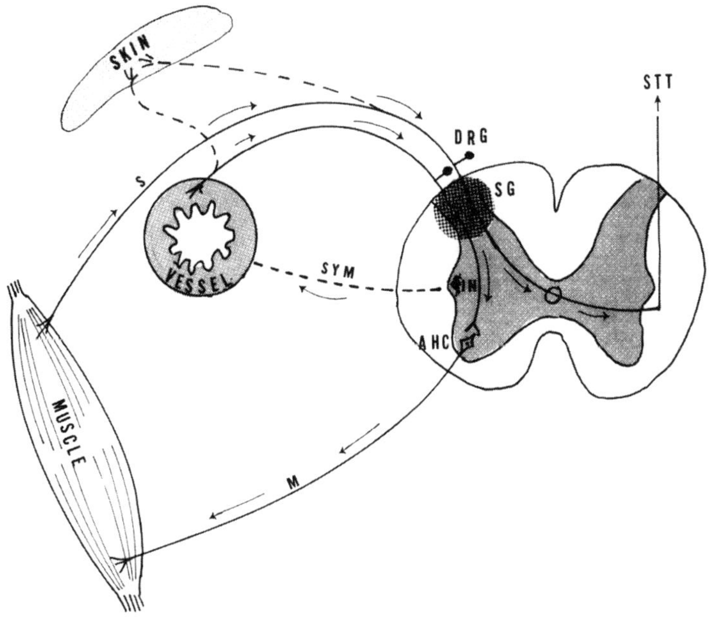

그림 5.5 근육성 통증의 신경생리학적 원인. 감각 섬유(S)는 후근 결절로 들어가는 근육에서 보내져서 아교질(SG)로 들어간다. 그후 척추시상로(STT)를 통하여 시상으로 올라간다. 전각세포(AHC)와 연결되는 시냅스는 근육(M)을 수축시킨다. 교감성 섬유(SYM)를 통해 혈관이 수축하고 허혈의 발생을 보조한다.

요추부의 근육 통증은 말초신경이 손상을 받아 과민해지면 근육분절의 근육을 촉진하여 알수 있다.[6),9)] 부드럽게 근육밴드를 촉진하는 것은 진단적인 방법이다.

피로

(FATIGUE)

피로는 이전 활동으로 인해 장력이나 단축을 생성하는 능력이 감소된 것이다. 인간 행동은 피로에 의해서 반대적 영향을 받는다. 피로는 "현재 동작의 손상유무와 상관없이 선행된 동작으로 인한 수행능력의 일시적 소실" 이라고 부르

는 것이 적절하다.[10)]

피로는 중추신경계내의 중추성 피로일수도 있고 신경근골격계 단위의 말초성 피로일수도 있다. 중추성 피로는 신경학적 기관의 질병이나 동기부여와 심리학적으로 일어날 수 있지만, 말초성 피로는 화학적 근거를 지니기도 한다. 피로는 방어적인 운동-신경의 발화를 기초로 하여 발생되기도 하고 근육 글리코겐의 고갈로 발생되기도 한다.[10)~13)]

피로는 급성 요통의 생성에 기여하는 요인이며 신경근골격계 기능의 연쇄 순서를 방해할 수 있다. 따라서 정상적 활동 순서가 손상되고 부적절한 순서로 기능 단위내의 조직들을 긴장시킨다.

근육통
(MYALGIA)

활발한 신체 활동은 정상적으로 활동이 중지된 후 급속도로 사라지는 피로를 지각하는 것과 관련된다. 익숙하지 않은 운동을 했다면, 국소적인 근육 통증을 운동 후에 몇 시간가량 경험하게 된다.[14), 15)]

원심성 근수축은 작업을 하는 동안 능동적으로 근육 길이가 늘어나는 것이다. 조직학적 증명으로 Z-disc 구역의 국소적 손상시 근육 구조에 광범위한 분열이 존재하는 것을 밝힌다. 근력은 운동 후에 약 50%가량 감소한다.[16)]

굴곡 활동시 감속하는 근육인 척추기립근은 원심성으로 수축한다는 것을 기억해야 한다. 과도하게 반복된 일을 하면, 피로가 생긴다. 약화된 근육과 더불어 기능적 단위의 다른 조직들, 특히 추간판은 과도하고 부적절한 스트레스에 노출된다. 근육통은 또한 근육 염증의 결과로도 생긴다. 게다가, 근막에 염증이 생기면 유해한 자극 부위가 된다.[17)]

체간 근육의 지구력 측정시 근력보다는 요통이 더 큰 지표로 작용한다. 중요한 지표인 피로도 운동 수행을 감소시켜서 힘생성 능력을 저하시키고 수축 속도를 감소시키고 갑작스런 동요가 일어나면 척추 조직에 더 큰 부하가 걸리게 한다. 근육 동원 순서에 변화가 발생하며, 내복사근과 광배근의 수축이 유의하게 증가한다.[18)~20)]

근육통은 섬유성근육통이라는 진단이 두드러진 이후부터 수많은 연구에서 다루어졌다. 섬유성근육통은 "모든 근골격계와 연부조직을 통해 광범위하게 분포되는 만성 통증이 특징인 증후군" 이다.[5] 3가지 증상이 나타난다.

1. *일차성 섬유성근육통 증후군*(PFS) : 섬유염 또는 광범위한 근막 통증 증후군. *일명 일차성 광범위 섬유성근육통 증후군*
2. *근막 통증 증후군*(MPS) : 특수한 근막 통증으로 고려된다.
3. *측두하악관절 통증과 기능이상*(TMPDS).

통증이 부척추근 부위에서 국소적으로 나타난다면 MPS 증후군으로 떨어지지만, 다른 부위의 근육통과 다른 PFS 증후군이 나타나야한다.

결론
(CONCLUSION)

불분명한 요추부 장애는 신경근골격계의 근육적 측면이 완전히 이해된다면 다소 명확해질 수 있다. 무엇이 근골격계 기능을 손상시키는지에 관한 정보로 인해서 추간판, 인대, 그리고 추간관절의 순서로 관절이 손상될 것을 추정한다.

요추 손상에 대한 생물사회심리적 개념은 "생물학" 측면에서 근육계가 완성되기 때문에 반박할 방법이 없는데 노여움, 피로, 우울, 걱정, 그리고 반복적인 스트레스와 같은 심리사회적 증상을 근육 활동에 적용시킨다. 통증과 손상의 원인에 대한 의문점들은 관절면, 추간판을 부각함으로써 해결된다.

참고문헌
(REFERENCE)

1. Ladin Z. Use of musculoskeletal models in the diagnosis an treatment of low back pain. In: Winters J, Woo SL-O, eds. *Multiple mwcle*

systems: biomechanics and movement organization. New York: Springer-Verlag, 1990.

2. Lucas D, Bresler B. Stability of ligamentous spine. *Biomechanics Laboratory Report 40*, University of California San Francisco, 1961.
3. De Vries H. *Physiology of exercise*, 3rd ed. Dubuque, Iowa: Wm. C. Brown, 1966:474-476.
4. Marinacci AA. *Applied electromyography*. Philadelphia: Lea & Febiger, 1968:59-61.
5. Gunn CC. *The Gunn approach to the treatment of chronicpain*. Edinburgh: Churchill Livingstone, 1999.
6. Cannon WB, Rosenblueth A. *The supersensitivity of denervated structures*. New York: Macmillan, 1949:1-22, 185.
7. Gunn CC, Milbrandt WE. Tenderness at motor points. *J Bone Joint Surg* 1976;58-A, 6:815-825.
8. Laros GS. Differential diagnosis of low back pain. In: Mayer TG, Mooney V, Gatchel RJ, eds. *Contemporary conservative care forpai spinal disorders*. Philadelphia: Lea & Febiger, 1991:122-130.
9. Mense S. Nociception from skeletal muscle in relation to clinical muscle *pain*. Pain 1993;54:241-289.
10. Edwards RH. Human muscle function and fatigue. *Ciba Found Symp* 1981;82:1-18.
11. Bigland-Ritchie B, Cafarelli A, Vollested NK. Fatigue of submaximal static contractions. *Acta Physiol Scand* 1986;128(Suppl 556):137.
12. Kukulka CG. Human skeletal muscle fatigue. In: Currier DP, Nelson RM, eds. *Contemporary perspectives in rehabilitation*. Philadelphia: FA Davis, 1992.
13. Merton PA. Voluntary strength and fatigue. *J Physiol(London)* 19 128:553.
14. Carpenter AF, Georgopoulos AP, Pellizzer G. Motor cortical encoding serial order in a context-recall task, *Science* 1999;283:1752-1757.
15. NlcCully K, Faulkner JA. Injury to skeletal muscle fibers ofmice foliowing lengthening contractions. *J Appl Physiol* 1985:59:119-126.
16. Newham DJ, Jones DA, Clarkson OM. Repeated high force eccentric exercise in man: effects on muscle pain and damage. *J Appl Physiol* (in

press)
17. Aching muscle after exercise. *Lancet* 1987;2:1123-1124.
18. Macdonald AJR. Abnormally tender muscle regions and associated painful movements. *Pain* 1980;8:197-205.
19. Sparto PJ, Parnianpour M, Marras WS, et al. Neuromuscular trunk or mance and spinal loading during a fatiguing isometric trunk extensi with varying torque requirements. *J Spinal Disord* 1997;10:145-156.
20. Bigland-Ritchie B, Johannson R, Lippold OCJ, et al. Contraction and EMG changes during fatigue of sustained maximal voluntary traction. *J Neurophysiol* 1983;50:313-324.
21. Seidel H, Beyer H, Brauer P. Electromyographic evaluation ofback muscle fatigue with repeated sustained contractions of different streng *Eur J Appl Physiol* 198756:592-602.
22. International Association for the Study ofPain, Subcommittee of toxonomy chronic pain syndromes and definition of pain terms. *Pain* 1986(Suppl);3:S1.

6. 허리의 여러 비정상적 상태들

Miscellaneous Abnormal Conditions of the Low Back

요천추의 비정상적 상태는 선천성이거나 손상과 불쾌감에서 발생된 후천적인 것이다.

이것은 다음과 같다.

척추분리증과 척추탈위증

(SPONDYLOLYSIS AND SPONDYLOLISTHESIS)

척추탈위증은 1782년에 low back condition으로 인정되었다.[1] Kilian에 의하면 역학적으로 마지막 요추가 전위되었을 때라고 설명하였다.[2] 그는 이것을 *척추탈위증*이라 명하였다. 그는 차이가 Neurebauer[3]가 관절내에 이분(division)과 융해(lysis)가 있을 때 나타난다는 것을 발견할 때까지 신경궁이 정상일때는 미끄러짐 현상이 나타나지 않을 것이라고 생각했다.

척추는 *척추(spondylo)*라고 하고, *융해(lysis)*는 “분리”를 의미한다. *융해(Listhesis)*는 그리스 언어인 *탈출(olisthesis)*에서 파생된 것이고, “미끄러짐” 또는 “하강”을 뜻한다. 척추탈위증은 편측 또는 양측으로 관절내에 생기는 해부학적 결손이다. 이 용어 역시 기능적인 범위내에서 아래 척추의 바로 위 척추가 전방 또는 후방으로 전이 된 것을 말한다. 요천추관절에는 보통 천추위의 5번째 척추가 미끄러진다. 척추탈위증의 보고서에 의하면, 70%가 L5와 S1에서 생기고; 25%가 L4에서 L5; 5%가 그 외에 남은 척추사이에서 일어난다고 한다(그림 6.1).

아래 척추의 바로 위의 척추의 전단(shear)은 관절돌기면, 관절낭, 후종인대, 추간판의 섬유륜의 통합성의 정상적으로 제한을 갖는다. 관절돌기면은 미끄럼을 방지하는 것에 주된 역할을 한다(그림 6.2).

역학적 융해 형태
(TYPES OF MECHANICAL LISTHESIS)

융해(Listhesis)의 특징[4), 5)]

Type I : 관절내는 해부학적 결손이다. 이것은 보통 청소년기에 보이고 피로골절(stress fracture)이 나타나며, 섬유성 응집과 잔존하는 것의 복원력에 의해 회복된다.

Type II (선천성) : 후방 요소는 발생학적 원인으로 구조적으로 불충분하다.

Type III (퇴행성) : 구조를 지지하는 관절돌기면과 인대의 퇴화된다.

Type IV (연장된 추궁근) : 신경궁의 늘어남과 관절돌기면이 보다 뒤쪽에 위치한다.

Type V (파괴성 질환) : 융해형태는 신진대사, 전이 또는 감염 질환의 2차적 징후이다.

Wiltse[4), 5)]가 척추탈위증에 대해 분류한 항목은 다음과 같다:

Ⅰ. 이형성(Dysplastic). 선천적으로 천추의 윗부분이나 5번째 요추의 궁(arch)이 비정상적인 것

Ⅱ. 협부(Isthmic). interarticularis의 증상

A. 용해성 피로(Lytic fatigue)

B. 관절내부가 손상되지 않았지만 연장(elongate)된 것

C. 급성 골절(Acute fracture)

Ⅲ. 퇴행성(Degenerative). 분절사이의 불안전성이 증가한다.

Ⅳ. 외상성(Traumatic). 관절돌기 관절의 골절이나 탈구는 전방 전위가 동반된다.

Ⅴ. 병리학적(pathologic). 관절돌기면이나 관절내부의 병적 파괴로 2차적으로 안정성을 잃게 된다.

L5-S1에서 발생된 Type I 척추탈위증은 20세에서 70세까지는 진행되지 않지만, 좀더 높은 척추레벨 융해(listhesis)는 진행되는 경향을 보이고, 신

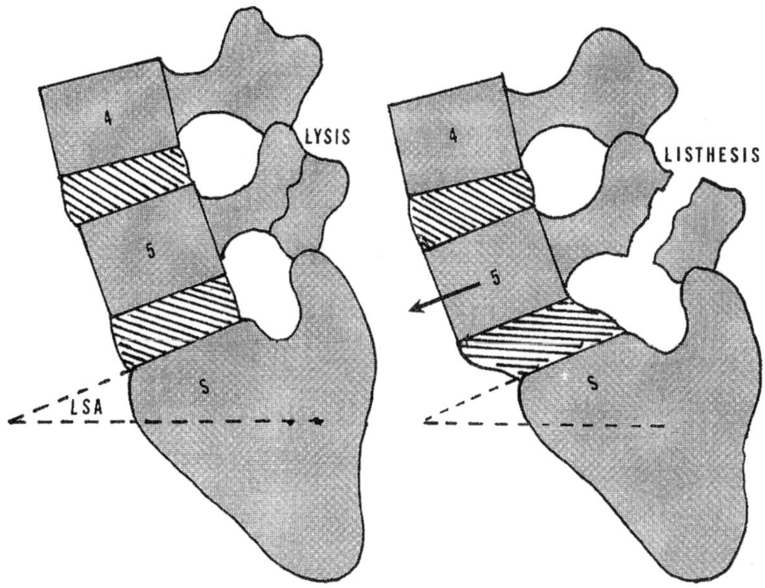

그림 6.1 척추탈위증의 역학. 왼쪽 : 5번째 척추의 관절내의 분리(lysis)는 전이가 일어나지 않아 천추(S)와 5번째 척추는 정상 각도이다. 오른쪽 : L5의 전방 전위(Listhesis)는 L5가 천추위에서 전하방으로 미끄러져서 생긴 요천추 각도(LSA)를 보여줄 수 도 있다.

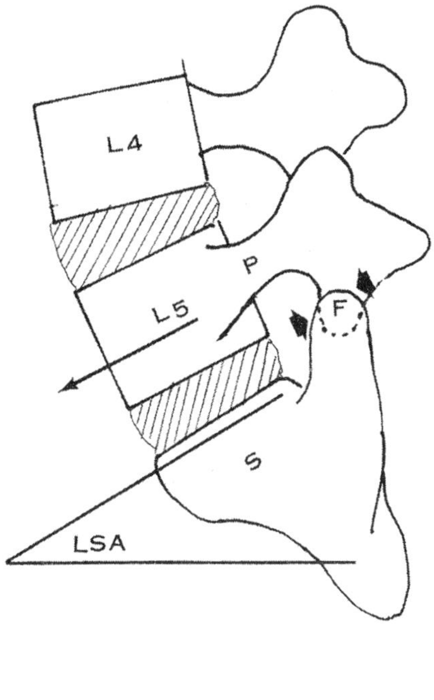

그림 6.2 관절돌기면에 의해 전이되는 것에는 한계가 있다. L5의 하관절 돌기면과 S1의 상관절 돌기면의 충돌은 천추 위에서 전방으로 미끄지면서 요천추 각이 증가하는 것을 방지한다.

경학적 증상과 척추협착증 현상이 나타난다. 분리는 존재할 수 있고, 그 상태는 일생을 통해 증상이 존재할 수 있다.

이것은 임상적 소견 없이 융해에 대한 방사선상 진단이며, 치료를 필요로 하지 않는다.

척추탈위증의 증상
(SYMPTOMS OF SPONDYLOLISTHESIS)

척추탈위증의 주증상은 천장골 부근의 잦은 통증이지만 피부분절대로 나타나지는 않는다. 진찰시 유연성의 제한이 뚜렷히 나타나지 않고 융해의 가장자리 윗부분에 "볼록 튀어나온 것"을 촉지할 수 있을 것이다. 통증은 환자가 아래쪽 허리를 과신전 하여 요추의 전만이 증가하여 증가하는 경우가 종종 있다. 직장 검사시 척추의 앞면에서 큰덩어리를 촉지할 수 있을 것이다. 슬건근(Hamstring muscle)의 당김으로 인해 다리를 쭉 뻗은 상태로 들어올리는 것(SLR)의 제한을 종종 발견할 수 있다. 그 이유는 슬건근(Hamstring muscle)의 신장력의 제한에 의한 것[6),7)]이지 신경학적 비정상적 상태로 인해서 발생하는 것이 아니다.

치료 (Treatment)

증상이나 손상으로 인해 발생되는 고통에 몇가지 치료가 시행된다. Taillard[8)]는 환자의 50%가 증상을 동반하는 것에 반하여 일반사람의 6%에서 어떠한 증상없이 방사선적 결손만 나타나는 것을 발견하였다.[9)]

실험상 과도한 요추전만 위에서의 강한 압박은 골절을 유발시킨다.[10),11)] 요추전만 없이 똑바로 서 있는 사람이라면 분리(lysis)나 척추탈위가 없을 것이다. 그래서 어린이들은 요추전만이 발달할때까지는 분리나 융해가 없다.

보존적 치료는 일상생활에서 모든 활동을 할 때 요추전만을 감소시켜 자세가 개선되게 하는 것을 말한다. 이것은 전만을 감소시키는 보조기나 코르셋이 도움을 줄 수 있다. 보조기(코르셋)는 운동으로 강해진 복근까지 착용하고 일상생활에서 활동을 할 때 항상 자세를 유지해 줄 것이다(그림 6.3). 운동에서 가장 중요한 것은 척추탈위증을 보존적으로 적절히 치료하는 것이다.[12),13)] 이 운동은 복근을 강하게 하는 것을 강조한다: 7장을 보면 심부의 복사근, 복횡근 요추부 다열근을 말하고 있다.[14)~17)]

척추에 직접적으로 부착하고 있는 작은 내재근들은 척추탈위증을 치료하는 필요한 척수의 안정성을 산출하지만 복횡근이 척추를 안정화시키는데 가장 중요하고 상지의 움직임이 시작하기전에 활성화될 것이다.[18)~22)]

사람이 시시한 운동을 하는 것은 쓸모없는 것이므로 체간의 근육을 강하게 하기 위해서는 사람이 지시한 것을 제외하고 구부리고 들어올리는 것을 한다. 이 목적은 일상생활을 하는 동안 과도한 전만을 피하기 위함이다(그림 6.4). 적적한 수술적 조치는 이 본문의 범위를 지나면 기록되어 있다. 방사선 판독에 의한 융해의 형태와 등급, 증상에 따라 최후의 수단으로 수술을 결정한다.

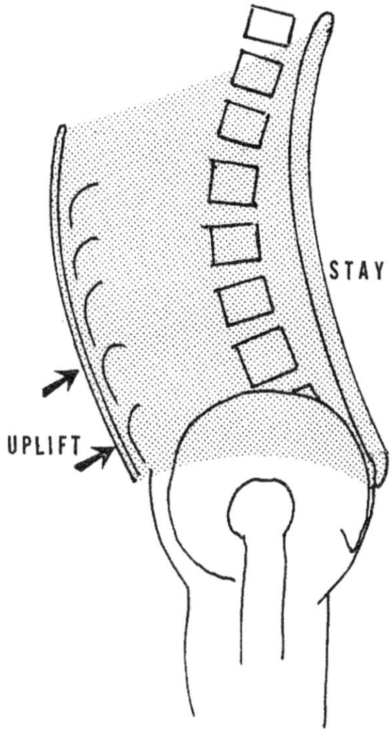

그림 6.3 요추 보조기의 구상. 전만 감소를 위한 보조기는 만곡을 따라서 후부를 보강해서 허리를 구부릴 수 없게 해야 한다. 이것은 T12 척추부터 천골까지 닿아 있다. 앞부분의 보조기(코르셋) 역시 하복부를 잘 들어올릴 수 있어야 한다.

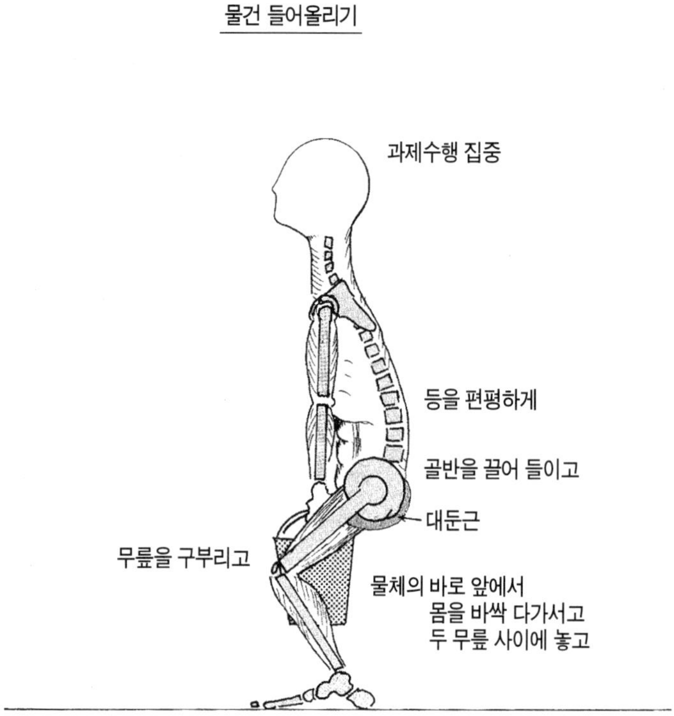

그림 6.4 올바르게 들어올리는 방법. 이 그림에서는 모든 면에서 올바르게 들어올리는 방법을 보여주고 있다.

척추협착증

(SPINAL STENOSIS)

척추협착증은 척수관, 신경근관이나 척추공이 좁아지는 현상을 말한다. 척수관은 관이 좁아지는 것은 앞-뒤 옆 지름이 변하는 것이 아니라 관을 구성하는 것이 변하는 것이다. 좁아지는 현상은 선천적이거나 후천적, 추간판 탈출이나 척추관절의 비대로 발생한다. 임상적인 증상은 방사선상 관의 앞뒤 넓이가 10㎜보다 작아 병이라 의심될 때 정확히 판독하는데 필요하다[25](그림 6.5).

척추협착증은 임상적 증상이 모호하고 임상적 검사로부터 입증이 부족할 지도 모르겠다. 자주 요통을 호소하고 뒤이어 포착성 신경근과 추간판 탈출 사전

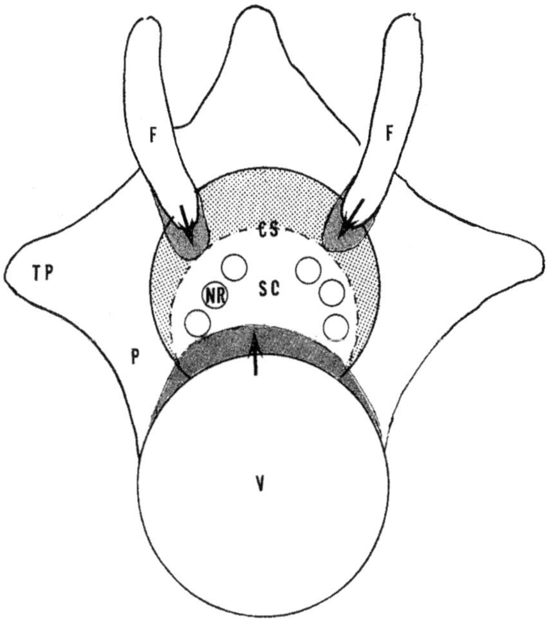

그림 6.5 척추 협착증. 위의 그림에서 척추(V)가 포함하고 있는 척수의 면, 추궁근(P), 횡돌기(TP), 그리고 척수관(SC)을 볼 수 있다, 선천적 협착증(CS)는 해부학적으로 골성 조직에 의해 관이 좁아져 있다. 비대성 척추관절(F)도 공헌하고 있다. 좁아지는 현상은 추간판의 후방 탈출이나 골증식체에의해 생긴다. 신경근(NR)을 침범할 수도 있다.

증상이 나타난다.

처음에 나타나는 다리의 증상은 늘 냉함, 저림감이나 타는 듯한 느낌이 있거나 다리가 마비가 되어 축 처지는 느낌이 든다. 그들은 아마도 이른 아침에 "강직" 이 일어날 것이고 활동시 개선될 것이다. 오랫동안 서 있거나 걸은 후에 요통은 더 뚜렷히 나타난다.

요통은 누워 있으면 감소되는데 특히, *태아 자세*라고 불리는 다리와 무릎을 구부리고 옆으로 누운 자세로 쉬면 효과가 좋다. 병의 진행에 따라 병의 증상과 신경인성 파행(절뚝거림)이 나타난다. 증상에는 다리의 통증, 기간을 두고 일어나는 경련, 혈관 파행(vasculr claudication)과 비슷하게 걷는 걸음의 기간조차 점차 한계에 다다르는 것이 있다. 또한 통증 때문에 걷는 것이 힘들어 지고 약화가 진행되는 증상이 나타난다.

혈관파행(Vascular claudication)과는 반대로 걷는 것을 중지하는 것뿐만 아니라 해부학적으로 척수관을 늘일 수 있게 자세를 구부린다면, 증상이 경감된다. 짧은 거리와 기간에도 불구하고 이 자세를 취한 후에는 다시 걷는 것이 가능하다. 혈관파행에 비하여, 사지의 말초부분의 맥박이 촉지된다.

척추협착증의 치료는 요추전만을 감소시키는 것이다. 이것은 척추탈위증의 치료를 가르키는데 그 치료가 같다.: 운동, 코르셋, 보조기, 인간공학적 트레이

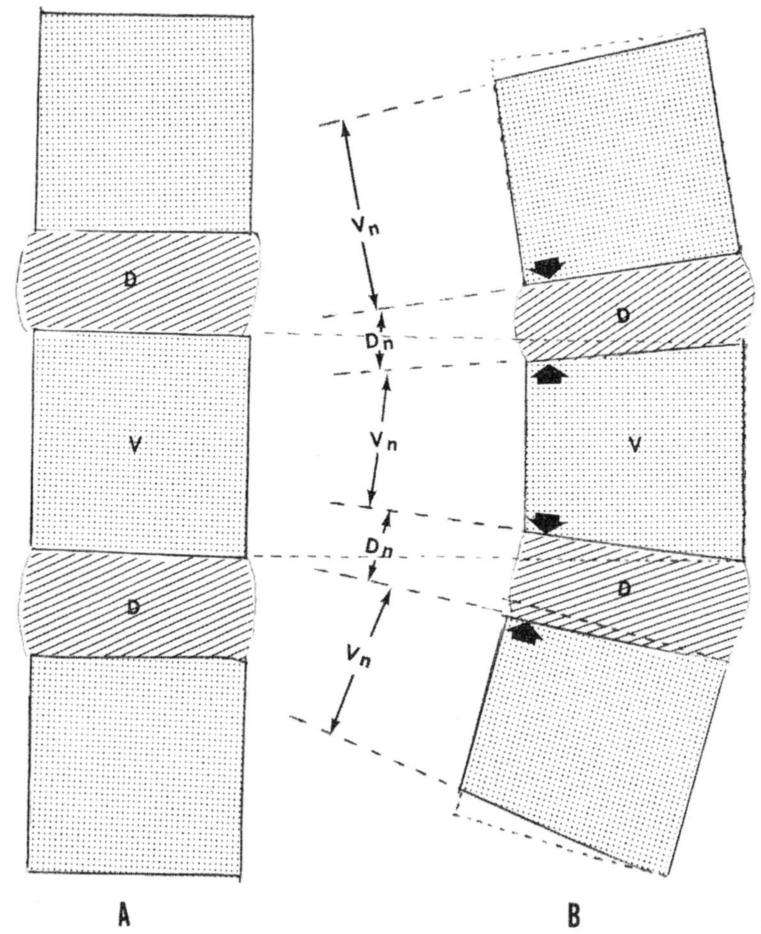

그림 6.6 심한 성인 척추측만의 분절변화. A : 정상 척추배열의 추체(V)와 추간판(D), B : 척추측만의 외측만곡, 오목한 만곡쪽의 좁아진 추체(Vn)와 불균형한 압력으로 오목만곡쪽의 좁아진 추간판(Dn)

닝이 있다. 신경학적 결손이 나타나고 진행되면 수술 중재가 필요하다. 이것은 안정성에 중점을 두고 고정하거나 하지 않는 감압술이다.

척추측만증
(SCOLIOSIS)

특발성 소아 측만증은 평소에 자각증상이 없고 표면적으로 심리적 후유증이 남는다. 어른의 척추 측만증은 골단의 끝부분에 퇴행성 조짐이 보이고 진행되는것에 의해 정해진 측만증의 경중도에 따라 나타난다.

척추 측만증의 진행하는 동안 원인을 알 수 없지만 디스크로 인해 척추가 쐐기(wedge) 모양이 되는 해부학적 변형이 발생하게 된다(그림 6.6). 게다가 척추체와 디스크의 손상으로 인해 척추가 회전하고 측만이 일어난다. 이것은 후부

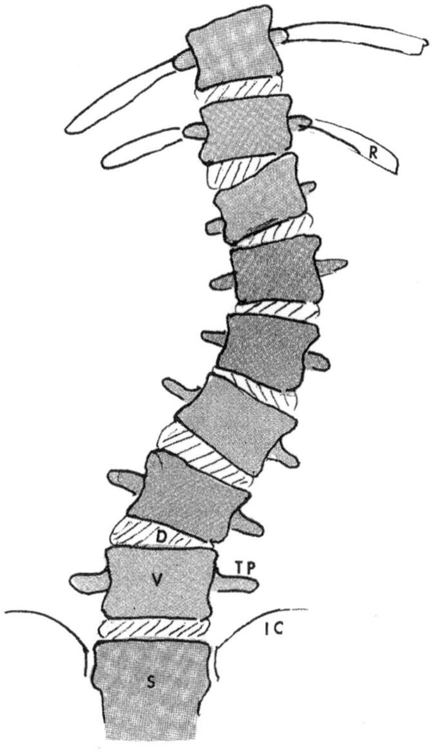

그림 6.7 척추 측만증 요추의 구조적인 변형. 심한 성인 척추 측만증으로 추간판과 척추체의 변형에 의해 분절이 회전되고 측만되었다. 이것은 늑골의 변형도 가져와 흉곽을 볼품없게 만들어 버린다. D:디스크, IC:장골릉, R:늑골, S:천골, TP:횡돌기, V:척추.

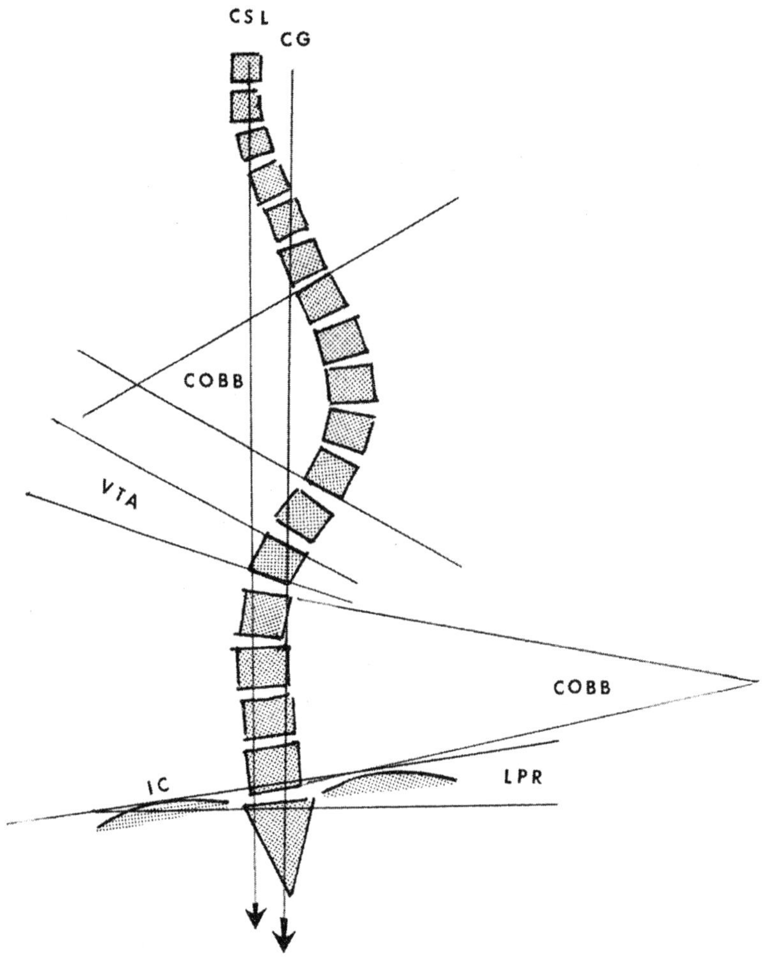

그림 6.8 중력 중심선에서의 척추측만증의 정렬. 만곡의 오목한 면에서의 압박으로 척추가 변형(vertebral changer, VTA)되어 요추와 흉추에서 이중 만곡이 Cobb 측정된다. 이 그림에서 보면 척추에 가해지는 압박으로 척추는 중력의 중심선(CG)과 일직선이 아니다. 장골릉(IC)과 요추와의 관계(lumbar-vertebral relationship, LPR)에서도 변화가 나타난다. 이 유형에서는 장골릉이 오른쪽으로 올라가 있어 골반이 경사져 있는 것을 보여주고 있다.

의 비규칙적인 척추관절만큼 추간판 발생(discogenic) 질환이 특징이다.

퇴행성 변화는 중력 배열의 중심에서 벗어나 만곡이 더 증가되고 두드러지게 돌출된다(그림 6.8).

척추와 디스크와 척추관절의 구조적인 변형은 일상 생활의 활동에서 몸을 구부리는 것도 힘들어 지고 체중 지지시 통증을 느끼며 기능적 손상으로 인해 동반된 통증을 느끼게 된다.

치료는 요통의 치료(Chapter 7)에서의 보존적 관리를 할지 마지막으로 수술을 할지 선택한다.

이상근 증후근
(PIRIFORMIS SYNDROME)

좌골신경통에서 정형화된 증상을 발생시키는 이상근의 역할에 대해 1928년 Yeoman[26]에 의해 처음 논의 되었는데, 그는 좌골 신경과 근접해 있는 이상근이 여러 가지 원인[27),28)]으로 단축되었을 때, 신경을 압박해서 생기는 현상이라고 주장하였다(그림 6.9).

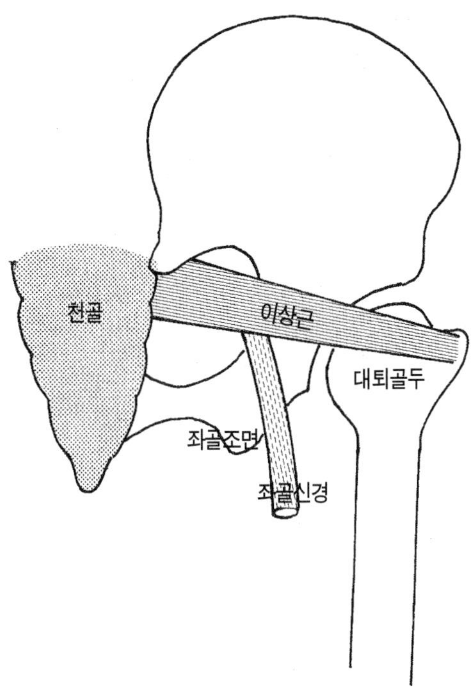

그림 6.9 이상근. 이상근이 해부학적으로 좌골신경과 근접하고 있는 것을 보여주고 있다. 근육은 대퇴골두(FH)의 조면에 부착하고 있다. 이상근이 수축하면 대퇴골이 외회전하고 좌골조면(IT)에 부딪쳐 신경이 압박 받게 된다.

이상근의 수술적 제거는 압박을 확인시켜준다.[29]

임상적 증상은 다음과 같다:

1. 국소적 외상의 과거력이 있다.
2. 대좌골공이나 이상근 부근에 통증과 국소적 압통이 있다.
3. 이상근에 가늘고 길거나 소세지같은 덩어리를 촉진할 수 있다.
4. SLR 테스트 시 대퇴를 수동이나 능동으로 내회전하면 좌골통이 발생한다.
5. 이상근의 외부적인 압박이나 질을 통한 압박으로 인해 좌골통이 발생한다.
6. 이상근에 1%의 lidocaine을 주입하면 통증이 경감된다.
7. CT나 MRI촬영시 병리학적으로 정상인 요천골과 동일하지 않다.
8. 근전도 검사로 확인할 수 있다.[30]

임상적으로 이상근증후군은 환자가 일명 고관절을 굴곡, 내전, 내회전시킨 자세(FAIR)(그림 6.10)이라고 하는 낚시꾼 자세로 앉아있는 것으로 진단할 수 있다.[31]

근전도 검사[31]는 비골의 H-반사로 측정한다. 환자를 해부학적 자세를 취하고 있는 동안 이 프로그램을 적용한다.

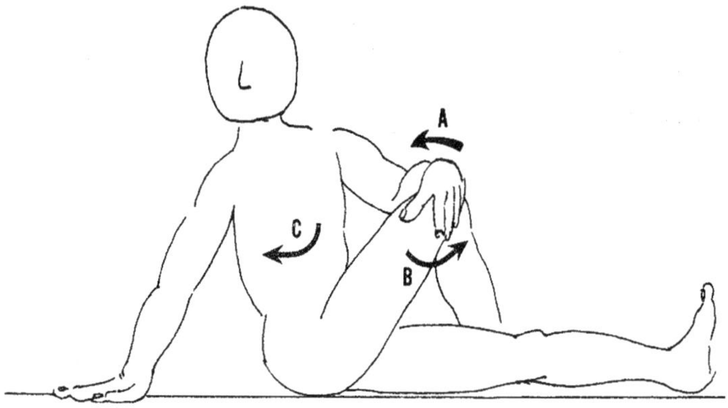

그림 6.10 FAIR: 이상근 자세 검사. 건측다리는 신전한 상태에서 다른 다리의 고관절을 굴곡,내전,내회전한다. 이자세는 이상근을 신전하고 신경을 압박한다.

1. 이상근에 Ultrasound를 2.0~2.5 W/㎠로 10~15분 적용한다.
2. 이상근 위에 10동안 온습포를 적용한다.
3. 진단시 사용하는 방법으로 이상근을 신장시킨다.

만약 의미있고 항구적인 이익을 얻을 수 없다면 이상근을 수술한다.

천장골 질병
(SACROILIAC DISEASE)

1905년에 Goldthwait와 Osgood[34]에 의해 *천장골 긴장(sacroiliac strain)*이라는 상태가 소개되었으나, 1970년에 Bourdillon은 "천장관절은 관절가동범위가 작고 정확한 촉진으로 질병을 확증하기 어렵고 이해하기 힘들어, 실제로는 천장골 움직임의 중요성은 여전히 논증거리가 되고 있다."[35]라고 말했다. 이 논쟁은 많은 의견들 속에서 오늘날까지 지속되고 있다.

천장관절은 불일치하는 수많은 관절면과 강한 전 · 후방 인대의 힘으로 인해 매우 움직임이 적은 관절이다. 만약 방사선상으로 아탈구나 탈구가 명백히 나타나지 않는다면 병리학적 천장골의 임상적 진단은 논점으로 남게 될 것이다. Mooney[36]는 "신경 분포가 일부분 일치하기 때문에 천장관절로부터 생겨난 통증인지 방사통인지 추간관절로부터 오는 통증인지 구분하기 어렵다"고 하였다.

55세 사람의 67%에서 천장관절의 퇴행성 변화가 기록되고 있고 비록 자각증상은 없지만 이 관절의 약간의 움직임에서 암시하고 있다.[37),38)]

이 연구에서 관절의 수동적인 움직임과 움직임으로부터의 증상에서 천장관절의 질환을 도출할 수 있다.

이 수동적인 움직임은 환자를 바로 누운(supine) 자세로 검사대에 눕히고 검사자가 일제히 교대로 상전장골극을 강하게 아래로 눌러준다. 검사자는 환자의 옆에서 골반을 아래로 눌러준다.

천장관절에 진통제를 주입해 통증이 경감되는 것을 통해 진단도 할 수 있고 치료도 할 수 있다.

치료 (Treatment)

통증의 원인이 천장관절의 병적인 증상이라고 진단을 내린 환자에게 빈틈없이 꽉 조여주는 거들이나 진통제나 스테로이드제를 주입한다. 수술적 처지도 필요할 것이다.

골반 골절에 따르는 이차적 천장골 병리학
(SACRO-ILIAC PATHOLOGY SECONDARY TO A PELVIC FRACTURE)

골반의 골절은 2차적으로 천장관절의 기형과 통증을 동반할 것이다. 골반의 골절은 치골결합과 천장관절(S)로 이루어진 골반 고리(ring)를 붕괴하는 원인이 될것이다. 환자가 골반의 어디에든 골절을 입었을 때 천장관절이 완전하여 온전한 고리(ring)를 하고 있는지 방사선 평가를 통해 조기에 적절한 치료를 시작한다(그림 6.11).

횡돌기의 천골화
(SACRALIZATION OF A TRANSVERSE PROCESS)

5번째 요추가 선천적으로 길고 가는 횡돌기를 가지고 있어 그 끝부분은 장골의 중앙면과 유착되어 결과적으로 가성관절을 만들어 낸다. 이 것은 방사선학적으로 기록되고 자각증상은 없지만 5번째 요추의 제한적인 움직임과 근접해 있는 척추면의 과도한 움직임으로 인한 퇴행성디스크 때문에 발생한 증상의 원인이 된다. 5번째의 요추의 움직임으로 인해 국부적인 통증이 나타나며 이 때 역학적 요통의 원인이 되는 가성관절에 진통제를 주입한다. 증상의 재발은 가성관절을 절제하는 수술적 개입이 필요할 것이다.

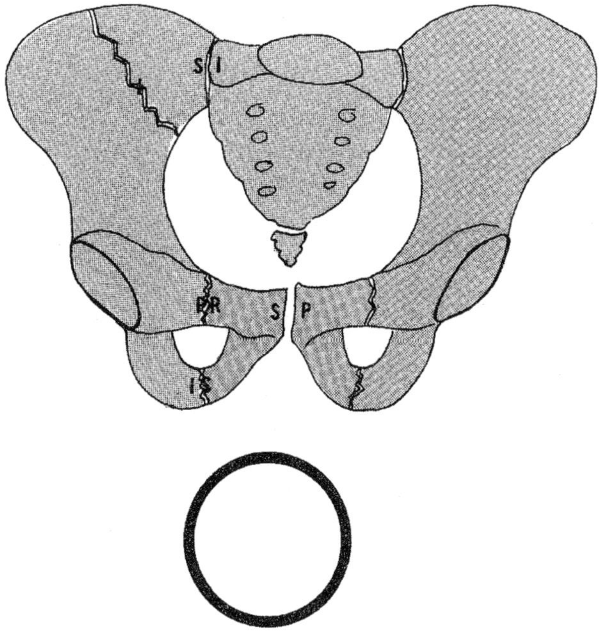

그림 6.11 골반 골절. 골반 "고리" 에서 장골(I), 골반 분지(PR), 좌골극(IS)의 골절과 치골결합(SP)이 분리되어 있는 것을 보여주고 있다.

참고문헌

(REFERENCES)

1. Herbiniaux G. *Traité sur diuers accouchemel-Lts laborieux et sur les polypes de la matrice*. Brussels, Belgium: JL DeBoubers, 1782.
2. Kilian HF. *Schilderungen neuer Bechenformen and ihres Verhaltens im Leben*. Mannheim, Germany: Verlag von Bassermann & Mathy, 1854.
3. Neugebauer FL. Die Entstehung der Spondylolistehsis. *Zetralblatt fur Gynahologie* 1881;53:264.
4. Wiltse LL, Winter RB. Terminology and measurement of spondylolis thesis. *J Bone Joint Surg* 1983;658:768.
5. Wiltse LL, Newman PH, MacNab I. Classification of spondylolisthesis. *Clin Orthop* 1976;17:23.

6. Barash HL, Galante JO, Lambert CN, et al. Spondylolisthesis and tight hamstrings. *J Bone Joint Surg* 197052:1319-1328.
7. Phalen GS, Dickson JA. Spondylolisthesis and tight hamstrings. *J Bone Joint Surg* 1956;38A:946.
8. Taillard WF. Etiology of spondylolisthesis. *Clin Orthop* 1976;117:30-39.
9. Magora A. Conservative treatment in spondylolisthesis. *Clin Orthop* 1976;117:74-79.
10. Eisenstein S. Spondylolysis: a skeletal investigation of two population groups. *J Bone Joint Surg (Br)* 1978B0:488-494.
11. Troup JDG. Mechanical factors in spondylolisthesis and spondylolysis. *Clin Orthop* 1976;117:59-67.
12. O'Sullivan PB, Phyty GDM, Twomey LT, et al. Evaluation of specific stabilizing exercise in the treatment of chronic low back pain with radiological diagnosis of spondylolysis or spondylolisthesis. *Spine* 1997;22:24:2959.
13. Bergmark S. Stability of the lumbar spine: a study in mechanical engineering. *Acta Orthop Scand* 1989;230(Suppl 60):20-24.
14. Goel V, EZong W, Han J, et al. A combined finite element and optimizing investigation of lumbar spine mechanics with and without muscles. *Spine* 1993:18:1531-1541.
15. Kaigle A, Helm S, Hansson R. Experimental instability in the lumbar spine. *Spine* 1995;20:421-430.
16. Panjabi M, Abumi K, Duranceau J, et al. Spinal stability and intersegmental muscles forces: a biomechanical model. *Spine* 1989:14:194-199.
17. Wilke H, Wolf S, Claes LE, et al. Stability increase of the lumbar spine with different muscle groups. *Spine* 1995:20:192-198.
18. Gardner-Morse M, Stokes I, Laible J. Role of muscles in lumbar spine stability in maximum extension efforts. *J Orthop Res* 1995:13:802-808.
19. Cholewicke J, McGill S. Mechanical stability of the in vive lumbar spine: implications for injury and chronic low back pain. *Clin Biomech* 1996:
20. Zetterberg C, Andersson GB, Schultz AB. The activity of individual trunk muscles during heavy lifting. *Spine* 1987:12:1035-1040.

21. Hedges P, Richardson C. Feedforward contraction of transversus abdominis is not influenced by the direction of arm movement. *Exp Brain Res* 1997:114:362-370.
22. Hedges P, Richardson C. Inefficient muscular stabilization of the lumbar spine associated with low back pain: a motor control evaluation of transversus abdominis. *Spine* 1996;21:2640-2650.
23. Hensinger N, Lang JR, MacEwen CTD. Surgical management of spondylolisthesis in children and adolescents. *Spine* 1976;1:207-216.
24. Savastano AA, Novoch J. Review ofthe conservative and operative management of spondylolisthesis in the lumbosacral spine. *Int Surg* 1972;57:571-576.
25. Huizinga J, Heiden JA, Vinken PJ. The human lumbar vertebral canal: a biometric study. *Proc R Acad Sci* (Amsterdam) 1952C55:22.
26. Yeoman W. The relation of arthritis of the sacro-iliac joint to sciatica with an analysis of 100 cases. *Lancet* 1928;2:1177-1180.
27. Frieberg AH. Sciatic pain and its relief by operations on muscle and fascia. *Arch Surg* 1937;34:337-350.
28. Thiele GH. Coccygodynia and pain in the superior gluteal region and down the back of the thigh. *JAMA* 1937;101:1271-1275.
29. Durrani A, Winnie AP. Piriformis syndrome: an underdiagnosed causeof sciatica. *J Pain Symptom Manage* 1991;6:374-371.
30. Fishman LM, Zybert PA. Electrophysiological evidence of piriformis syndrome. *Arch Phys Med Rehabil* 1992;73:351-364.
31. Fishman LM, Dombi G;W, Michaelsen C, et al. Piriformis syndrome: diagnosis, treatment and outcome--a l0-year study. *Arch Phys Med Rehabil* 2002;83:295-301.
32. Hugan M. Methodology of the Hoffmann reflex in man. In: Desmedt JE,ed. *New developments in electromyography and chemical neurophysiology*, vol. 3, Basel: Karger, 1973:227-293.
33. Braddom RI, Johnson EW. Standardization ofH reflex and diagnostic use in S1 radiculopathy. *Arch Phys Med Rehabil* 1974:55j161-166.
34. Goldthwait JE, Osgood RB. *A consideration of the peluLe articulation from an, anatomical, pathological and clinical standpoint.* Boston: M & SJ, 1905;152:593.

35. Bourdillon JF. *Spinal manipulation*. New 'Y'ork: Appleton-Century-Crofts ,1970.
36. Don Tigney RL. Function and pathomechanics of the sacroiliac joints: a review. *Phys Ther* 1985;65:35.
37. Mooney V. The subacute patient: to operate or not? This is a good question. In: Mayer TG, Mooney V, Gatchel RJ, eds. *Contemporary corzseruative care for painful spinal disorders*. Philadelphia: Lea & Febiger, 1991.
38. Walheim GG, Selvik G. Mobility of the pubic symphysis: In vive measurements with an electromechanic method and a roentgen stereophotogrammetric method. *Clin Orthop* 1984;191:129-135.

7. 요통장애를 위한 치료소견 설명

Treatment Protocols for Low Back Disorders

손상은 없지만 통증이 있는 것은 환자와 크게 관련지여 있는 것을 고려해야 한다. 세계통증연구학회에서 통증의 분류에 대한 회의에서 "불쾌한 느낌과 손상의 징후 또는 손상 가능성이 있거나 실제로 손상을 입은 경험에 의한 감정이다". "통증은 항상 당면 과제이다. 각 개인은 젊은 시절 입은 손상에 관련지어 나타나는 통증의 목적을 배워나간다".[1)~4)]

이 정의는 통증이 오로지 성인의 자각애 의해서만 입증되고 증명하는 수단없이는 통증을 증명하는 것이 불가능한 과제라는 것을 함축한다.[5)]

Anand[6)]는 통증의 정의는 "말 그래로 과학적이고 불합리한 스스로의 기록"이라고 설명하였다. 특히 허리의 통증은 인식 할수 없을 때에도 실제로 존재하고 있을 것이다. 이 통증은 "적절한 치료"를 고려해 봄에도 불구하고 급성에서 만성으로 될 때 더욱더 실존하게 된다.

"통증의 습성"이 나타나거나 환자가 통증으로 인한 행동을 할 때 통증이라고 고려해 볼 것이다. 6주간의 치료 후 호전이 없는 요통은 "의학적으로 미해결 상태"라고 정의 내렸다.[7)] 이 정의는 전문적인 설이지만 나는 만성요통의 원인은 실제로 봤을 때 알 수 없기에 불가사리한 현상이라 규정짓는다.[8),9)]

급성 통증은 보통 " 수술, 외상 또는 병의 급성기에 관련지어 나타나는 발열감이나 역학적인 반응, 화학적 반응에서 정상적으로 예보된 생리학적 반응"이라고 하였다.[10)] 신경성 민감도는 손상 후 20분 이내에 통증을 이끌어 내고 하루 이내에 장시간 행동의 변화로 조직학적 변화를 일으킨다. 급성 통증은 짧은 기간내에 지속적으로 통각수용기와 행동의 연속단계에서 광범위한 변화를 일으킨다. 조기의 통증의 최소화는 좋은 결과를 낳는다.

급성 통증의 다단계*

(Cascades of Acute Pain)

자극

↓

신경전달물질 융해(glutamate, asparate, enkephalin, neuropeptide, substance P, gene-related peptide)

↓

전기생리학적 반응 (흥분시냅스후전위,민감도)

↓

세포내 반응 (ㅋ슘, 산화질소, 단백키나아제 C 등....)

↓

신경 구조 반응 (분출, 재형성, 세포사)

↓

신경생리학적 반응 (인지, 혐오, 회피, 고통, 만성 통증 증후근)

↓

삶의 질

만성 통증의 치료에서 모든 양식을 평가해 보면 “요통 치료의 효과가 있는 것은 단 하나의 방법만 있는 것은 아니다.”라는 결론 지을 수 있다. 환자가 기준에 적합한 치료에도 불구하고 만성 통증이 되는 원인인 주요 원인이 남아 있기 때문이다.[11]

급성통증의 치료는 만성이 되는 특수한 소집단과 동일시 해야 한다.[12]~16) 급성,만성,재발한 것의 통증인지 아닌지에 따라 계획된 치료의 효능을 모든 면에서 평가하고 있다. 요인은 만성이 되기전에 통증의 지속 기간과 관련이 있다. 통증에 관한 것과 치료의 효능의 기초와 기능의 회복은 기록해야 한다.[17]

통증 메카니즘은 논문에서 철저히 논의 되어져야 하고, 신경학적 메카니즘과

---

* Carr DB,Goudal LC를 수정하였다.[10]

생리학적인 면으로 조기에 평가 되어 져야 한다. 현재 통증의 신경생리학적 면은 척수 후각의 통각수용기에 임펄스를 전달하는 C와A 섬유에 "손상된 세포(injured tissue)"로 인한 것이 라고 주장하고 있다. 척수에서 교차되어 상행하는 임펄스는 척수시상로를 통해 시상하부, 변연계, 그리고 대뇌피질의 시상으로 들어가 통증으로 인정된다. 후각에서는 들어오는 신호를 통합한다.[19),20)]

1965년 Melzack-Wall은 유해 자극을 인지하는 중추 신경계의 메카니즘을 강조한 관문 조절설을 주장하였다.[21),22)] 이 설에서는 개개인에게 감입되는 외부적인 압력과 유해한 자극에 의해 생겨난 오랜 기간 변화를 중추 신경계에서 구체

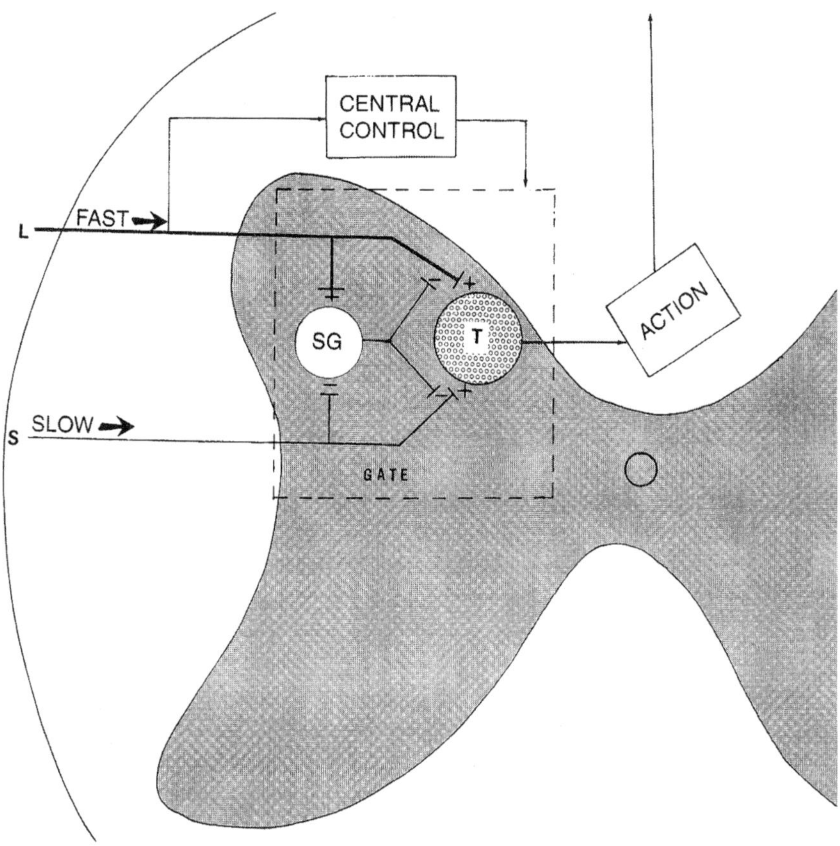

그림 7.1 Wall-Melzack의 관문설. 빠른 임펄스(L)는 무수신경에 의해 척수 회백질에 들어가 외척수시상로의 교양질(SG) (Rexed의 층 I ,II) 속으로 전달된다. (-)는 상위체계로부터의 임펄스의 차단을 나타내고 (+)는 제한없이 통과하는 것을 의미한다.

화하지 못한다고 한다[23](그림 7.1). 신경학적 전달의 유해한 영향은 회복하기 시작하는 기간조차에도 늘 일과성 있게 존재한다. 거대한 통각 자극은 아미노산의 흥분성 영향을 통해 척추의 기능을 영구적으로 변형시킬지도 모른다.[24] 반복되는 유해한 자극으로부터 스냅스의 상승작용이 변경되기 때문에 발생하는 중추신경계의 가소성은 주로 뇌 수준에서 발생한다.[25), 26]

이 가소성과 최종적으로 새로워지거나 변경되는 "neural connection"이 말초통각 수용기로 부터의 입력의 결여에서도 어떻게 뇌가 "통증"을 산출해 내는지 설명한다. 그 예로 환상통과 하반신 마비에서의 통증이 있다[27](그림 7.2).

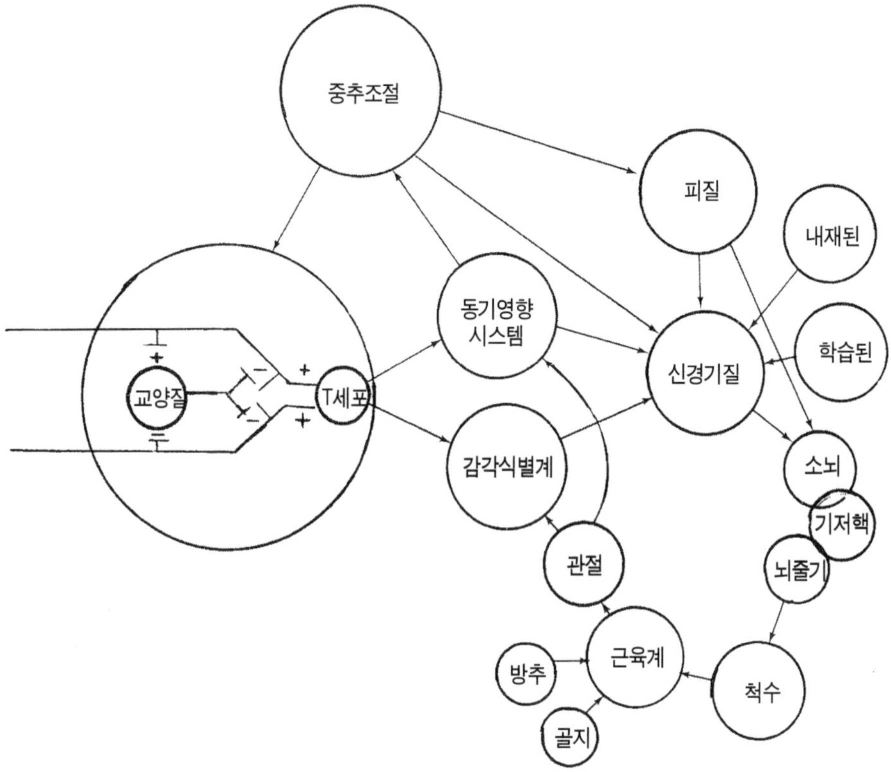

그림 7.2 Melzack의 Neuromatrix 개념. 왼쪽 관문 체계의 개념에 인지 가능한 통증이 침범하고 있다. L이라고 이름표가 붙은 것은 큰 섬유이다; S라고 이름표가 붙은 것은 척수의 회백질의 교양질을 통과하는 작은 섬유이다. 이 임펄스는 (T)세포를 통과한다. -는 억제를 의한다; +는 흥분을 의미한다. 관문을 지나 본래의 패턴을 가지고 있는 피질과 시상과 변연계 사이의 신경기질(neuromatrix)은 경험에 의해 변경된다.

통증의 습성은 환경의 이전 상태의 암시에 의해 또는 고통과 통증의 가능성에 의해 나타나거나 영속될 것이다. 손상은 스트레스, 신경계, 호르몬계, 그리고 행동학에 입각한 활동의 결과에서 통증을 유도해낸다.

조직 손상을 대표하는 정보를 인식하는 감각은 생존하고 적응하기 위해 중대하다. 그것은 오랜 시간동안 우리에게 도움을 줬지만 장애와 고통(suffering)의 원인이 되기도 하고 그것을 지속시키기도 한다.[28] 고통과 통증(pain)은 별개의 현상이고 동의어도 아니다. 모든 통증이 고통을 일으키는 것도 아니고 모든 고통이 통증을 표현하는 것도 아니다.[25), 26)] 고통은 참을수 있는 무언가의 불쾌감, 불편한 행동, 장애의 경험, 그리고 어찌할 수 없는 느낌을 내포하고 있다.

통증의 악영향, 통증이나 재발에 대한 두려움과 같은 외부적인 요인은 역시 손상과 통증에 공헌한 척추의 근육 조직에 영향을 준다(그림 7.3). 그 결과 "외부적인" 이 감정은 신경근육학적 기능을 손상시키는데 공헌하게 된다. 40년도 넘는 세월동안 감정이 존재하는 뇌 부분을 지배하는데 변연계가 우세했다. 그러나 변연계는 피질의 통증을 인지하는 곳으로 우회할 것이고 통각은 그 순간

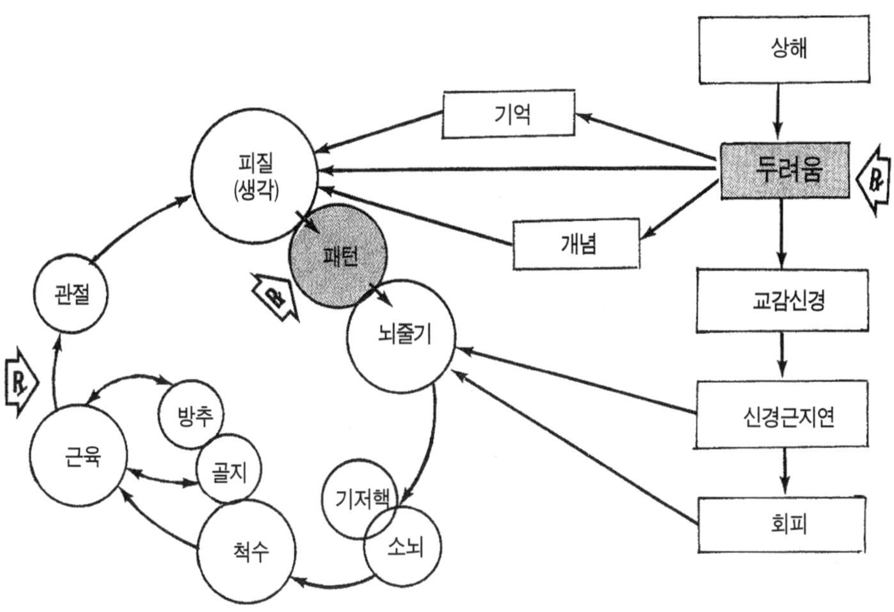

그림 7.3 두려움의 신경생리학적 영향. 신경근육학적 시스템에서의 두려움의 영향을 보여주고 있다.

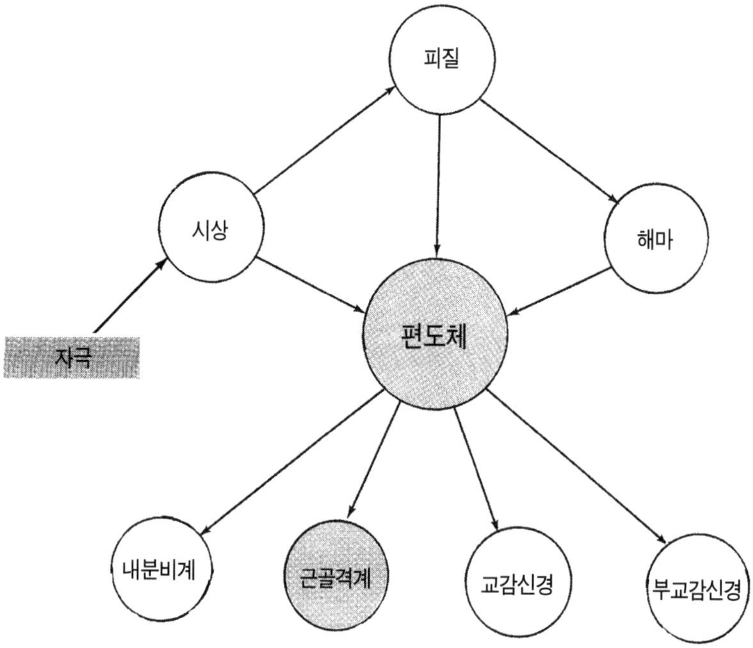

그림 7.4 정보가 들어가서 편도로부터 나오고 있다. 편도는 뇌 안에서 수많은 연결을 하고 있다. 주변으로부터 들어온 정보(자극)는 시상에 감각을 입력하고 피질로 가서 다시 해마와 편도로 흘러 들어가게 된다. 편도에서의 구심로는 내분비계, 교감신경, 부교감신경, 근골격계통으로 들어가게 된다.

편도를 통해 전달된다(그림 7.4 와 7.5).[28), 29)]

이 모든 것의 원인으로 나타난 급성이고 심한 통각은 중추신경계에서 영구적인 신경학적인 변형을 남기며, 그 순간 두려움으로 인한 "외부적인" 요인이 일어나 반응을 증대 시킨다. 이 많은 원인은 평가되어져야 하고 치료의 프로토콜에 영향을 줄 것이다.

급성요통증상 관리

(MANAGEMENT OF ACUTE SYMPTOMS OF LOW BACK DISORDERS)

신경의 민감화와 중추신경계의 리모델링은 손상 후 20분이내에 발생하기 때

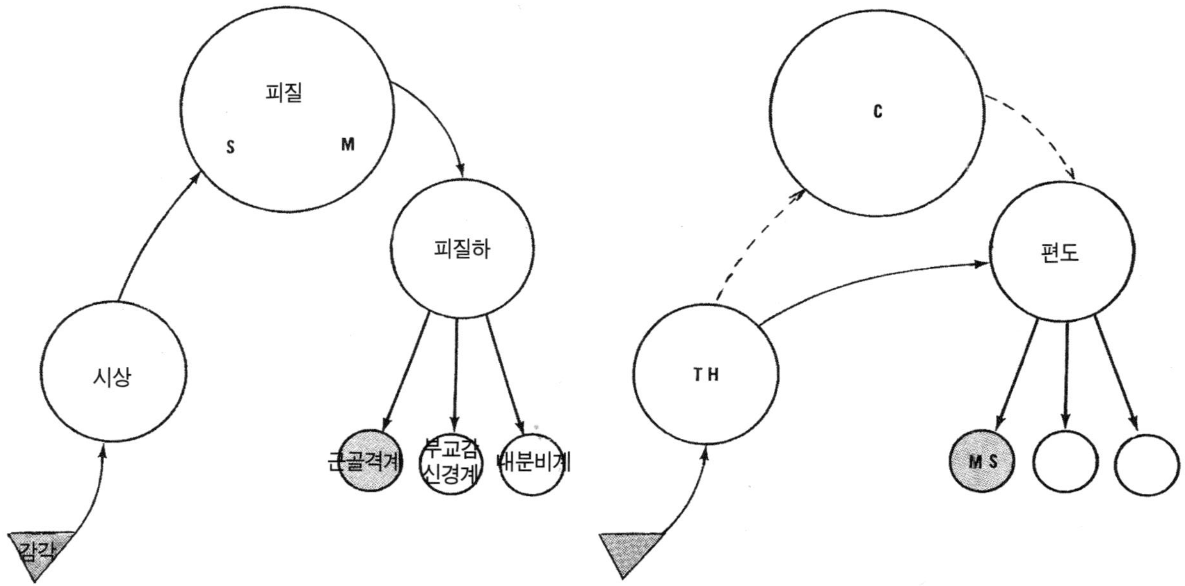

그림 7.5 시상에서 우회하는 감정의 신경 경로. 왼쪽: 현재의 상태 감각 자극이 구심성신경을 따라 시상으로 들어가고 대뇌 피질의 중앙부에서 판단하여 피질하(중뇌, 기저핵, 소뇌, 편도)로 보내져 근골격계 활동(MS), 자율신경 반사(ANS), 내분비 반사(ENDO)로 이어 진다. 오른쪽: 대뇌피질(C)을 우회해서 구심성 임펄스가 최종적으로 직접 편도로 간다. 새로운 구상에 비해 시상을 통한 옛날의 구상을 보여주고 있다.

문에 "통증의 연속단계"가 시작되고 조기에 개입이 이루어 진다. 조기 개입의 이익은 주관적인 불쾌감, 걱정, 우려, 영구적인 장애에 대한 두려움을 경감시키는 것이다.

이 글에서 조기가 의미하고 있는 것은 요통이 느껴지고 손상이 "치료 불가능하고 되돌릴수 없는 질병"이 되고 있는 중에 즉시 처리해야만 한다는 것이다. 부주의한 움직임으로 갑자기 척추의 역학성이 잠시 무너졌던 상태를 설명 할수 있는 개념을 없애버려야 한다.

각 증상은 "손상"을 입은 조직 부분과 조직의 역학을 명백하게 하고, 발목 염좌이거나 한정된 기간에 입은 비슷한 부드러운 조직의 손상을 비교해서 손상이라고 해야 한다.

영구적인 두려움과 더욱 중요한 재발은 조기에 다루어야 한다. 통증은 역시 불길한 징조는 아니지만 손상의 신호가 있을 것이고, 적절한 약물과 조치와 시간으로 이 조직 손상의 징후는 완화 될것이다. 기능은 조직의 손상 없이 조기에 회복 될 것이다.

두려움은 제거될 것이고 적극적인 환자의 참여는 이 조기 의미를 보증 한다. 급성기에 통증을 억제하는 형세로 가면 치료사는 환자가 미래에 살아가는데 있어서 말 그대로 구세주의 손길로 기억 될 것이다. 모든 환자는 지식을 생각하고 설명의 의미를 이해할 수 있을 것이다. *추간판 질환*, *퇴행성 관절염*, 그리고 *경축*의 용어들을 피하거나 특별히 사용되지만 주의깊게 설명되어야 한다.

어느 약물이던지 효과, 징조, 지속기간, 그 밖의 효능에 대해 설명해야 한다. 그 이유는 항상 당장 통증을 경감하기 위해서 "손상된 조직의 정상적인 회복"을 허용하기 위해서 이다. 기법에서는 보조법과 "정상 조직으로 회복"할 뿐 치료법은 아닌 것을 명백히 설명해야 한다.

기능적 회복의 목적이 통증을 모두 당장 경감시키는 것은 아니지만 기능을 회복시키기 위해서는 통증의 감소를 잠시간 지속시켜야만 한다. 기능의 회복은 강조해야 한다 ; 근본적으로, 이것은 환자의 주 관심사이다. 환자는 자신의 심경을 반드시 표현하지는 않지만 일상생활에서 기능적 활동을 잃었다고 생각하고 있다.

급성 통증의 설명 (Addressing Acute Pain)

신경 근육계의 손상에서 급성 통증의 제거나 감소를 위해서 경구진통제 사용, 많은 다른 기법을 사용 할 것이다. 이 처치가 특효약은 아니지만 단지 기능적인 생활을 방해하는 통증을 감소하기 위해서는 사용된다. 보통 약물치료에는 비스테로이드소염제(NSAIDs)나 아세트아미노펜을 사용하는데, 척수와 말초에는 사이클로옥시게나제를 억제시켜 신경학적 레벨에서 통각과민 반응을 낮추어 준다.[30)]

염증을 감소시키는 아편유사진통제는 조직의 손상으로 발생하는 극심한 통증을 적절히 경감시키기 위한 것이다. 그것은 척수 후각에서 침해 수용기 임펄스가 전달되는 것은 방해한다.[31)] 아편유사제는 다양한 방법으로 투여할 수 있다.: 경구, 근육내 주사, 피하 주사, 정맥주사, 심지어 직장 투여도 있다. 아편유사제의 침투성과 NSAIDs의 결합은 폭넓게 사용되고 영향을 줄 것이다.

스테로이드와 비스테로이드 제제
(STEROIDS AND NONSTEROIDAL MEDICATIONS)

비스테로이드성 약물치료가 효과가 없거나 통증이 더 심해질 때, 스테로이드성 약물치료를 이용한다. 구토, 위 자극, 등 부작용이라 의심되는 현상이 나타날 때 약물 복용을 중지해야만 한다. 이 약물을 불가피하게 오래 사용하게 되면 부작용의 원인이 될 수 있기 때문에 짧은 기간만 사용해야 한다. 경구 스테로이드가 유용하다면, 만족스럽지만 통증이 재발하거나 상당히 증가한다면 근육내나 경막외로 아편제를 주입해야 한다.[32)]

경막외 스테로이드 (Epidural Steroids)

경막외 공간에 척추 주사를 통해 스테로이드를 주입한다. 이 기법은 척추 주사를 원하는 척수레벨과 두개의 후방척추돌기 사이에 꽂는다. 바늘이 후종인대를 통과하면 음압을 형성하고 있는 경막외 공간으로 들어가기 때문에 피스톤이

바늘 방향으로 당겨진다. 만약 바늘이 경막외 공간을 통과하여 주입되면 척수액을 함유하는 경막 공간으로 들어가 진다. 척수액은 피스톤 압력보다 낮기 때문에 피스톤을 뒤로 밀고 주사기 안으로 들어간다. 이런 점에서 스테로이드 주입은 경막 내 주사가 된다(그림 7.6).

비스테로이드성 소염제와 더불어, 다른 약물이 주입되기도 한다. 대부분의 요부 손상은 방어적 근경련을 유발한다. 지속적인 근 수축은 손상된 척추의 동작을 제지하고 통증 부위가 된다. 이런 근 경련은 반드시 고려되어야 한다. 이것은 수많은 기법 사용을 수반한다.

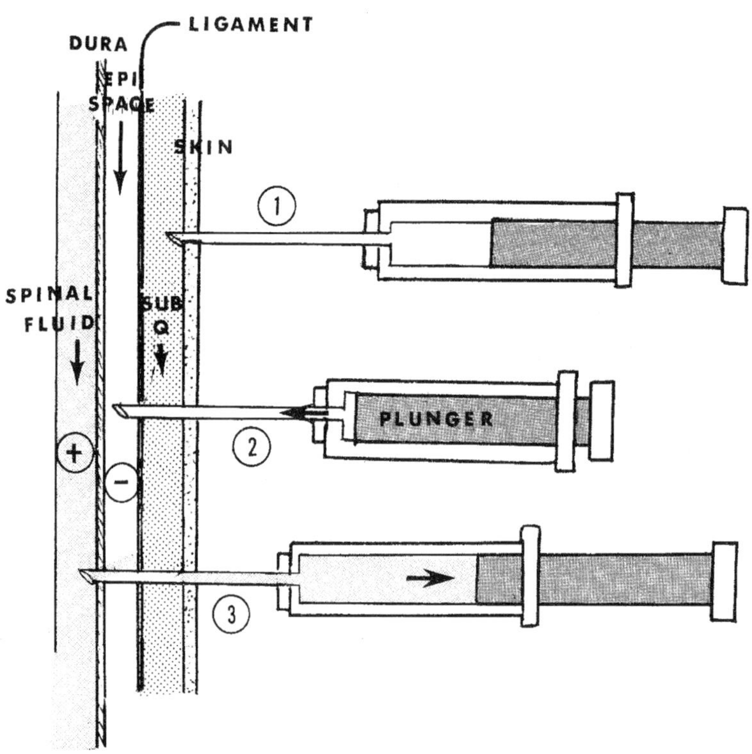

그림 7.6 경막외 주사 기법. 피부(SKIN), 피하조직(SUB Q), 후종인대(LIGAMENT)를 침투한 후에 원하는 척수레벨에서 정중선으로 들어간다. 더 깊숙이 침투하면 음압(-)이고 척수액이 없는 경막외 공간(EPI SPACE)으로 들어가 진다. 이 곳이 스테로이드가 주입되는 공간이다. 더 깊숙이 침투하여 양압(+)인 척추액(SPINAL FLUID)으로 들어가고 척수액은 주사기내로 들어가서 피스톤(PLUNGER)을 밀어낸다.

경구 약물 복용을 지지하는 사람은 많지만 대부분이 비효율적이고 부작용이 있다. 급성 요부 손상의 근육계 구성 요소를 감소시키기 위해서 다른 기법이 약물 요법보다 더 효과적일 수 있지만 두가지 모두 동시에 사용해야 한다.

요통치료를 위한 물리적 방법들
(PHYSICAL MODALITIES FOR TREATMENT OF LOW BACK PAIN)

대부분의 치료 기법은 위약처럼 고려되어 진다. *위약*의 정의는 "의학에 대한 환자의 요구를 만족시키기 위해서 주어진 비활성적 물질" 이다. 요부 손상의 경우 치료적 기겁이 비활성적 물질로 대체될 수 있다.

침상 안정 (Bed Rest)

수백년동안 급성 요통을 치료하기 위해서 침상 안정을 권하였고, 초기 단계에 유용하게 작용하였다. 심각한 급성 요통에 며칠간 다른 기법이나 약물과 함께 침상 안정이 적용되었지만 2,3일 이상 지속되면 무사용으로 인한 위축, 심리학적 의존, 그리고 만성화 되는 결과를 초래하므로 금기시 된다.

냉 치료 (Cryotherapy)

수백 년 동안 급성, 통증성 근골격계 손상에 대해 한냉을 국소적으로 적용하는 한냉치료는 통증의 경감과 조직 손상의 후유증을 감소시킨다는 유용성이 인정되었다. 생리학적 영향에는 세가지 메카니즘이 요구된다: (a) 통증 수용기의 적응, (b) 반대자극 효과, (c) 신경적 효과.[34~36] 한랭의 국소적 적용은 출혈을 감소시켜서 혈소판이 방출되고, 통증을 유발하고 국소적 히스타민 형성을 중화시키는 국소적 조직 대사를 감소시킨다. 냉은 부종을 감소시키고, 근방추 시스템의 감수성을 감소시킴으로써 국소적 근경련을 감소시키고, 통증-전달 자극 역치를 상승시킨다. 냉은 통증과 장애의 출현시 효과 있는 방법이지만 또한 운동역시 유용하다. 국소적 냉적용은 플라스틱 가방안에 얼음입자를 넣어 3-4일동안 매일 4번씩 반복하여 요추에 20분간 적용하고, 그 다음에 열을 적용한다. 급성 통증과 염증을 최소하는것과 더불어, 주요 잇점은 환자의 능동적 동작을 허용하고 집에서도 적용 가능하다는 것이다.

열 치료 (Therapeutic Heat)

국소적 열적용의 치료적 잇점은 혈관을 확장시켜서 대사 활동, 혈류역학 기능, 신경 반응, 그리고 교원성 조직을 조절한다.[37)~39)] 말초 신경 부위의 가열은 피부분절상 적용 부위의 원위부로 진통을 야기한다. 대사율은 10 씩 상승할 때 마다 2-3배 증가한다. 표재성 열은 혈관 평활근의 반사성 교감 신경절이후 신경세포의 활동을 일으켜서, 심부 기관, 특히 근육에 더 많은 혈류를 보낸다.

짧은 시간동안 한랭 치료후에는 혈액이 공급되어서 가열작용을 촉진시켜 열이 생겨난다. 국소적 열은 핫팩, 초음파, 또는 적외선 도구와 함께 적용된다. 당뇨병이나 말초성 신경병증같은 신경학적 질병으로 인해서 무감각해진 부위에 열을 적용해서는 않된다. 적용 시간은 대개 3-5일동안 하루 여러 차례 20분간 적용한다. 선행 운동에 익숙해지면 많은 잇점이 생긴다. 운동 전후 집에서 다시 적용할 수 있고 심지어 통증을 수반되는 운동이 없어도 가능하다.

초음파 열은 습열보다 더 깊이 침투하기 때문에 효과적인 것으로 고려되지만, 심지어 다른 기구와 함께 사용하더라도 주행 시간의 제한이 있어서 치료실에서만 실시되기 때문에 효율성이 감소된다.[39)]

도수치료 (Manipulation)

카이로프락틱 치료는 표준 물리치료만큼 효과적인 것으로 고려되지만, 효율성에 대해 밝혀진 과학적인 근거가 없다. 카이로프락틱 치료는 1895년 Daniel David Palmer가 척추 수기로 귀머거리 문지기를 치료하고 도와줌으로써 시작되었다. 그는 대부분은 아니지만 척추의 오정렬 때문에 많은 의학적 문제가 나타났다라고 주장했다. 확실히 요추 병리[40), 41)]에서만 해당되며, 그러나 이러한 견해는 객관적 연구에 의해 확립되지 않았다.

도수치료의 잇점은 다음과 같다.

1. 관절돌기(추간관절) 관절의 가동운동이 우발적인 움직임에서 유도된다.
2. 관절돌기 관절의 포착성 반월판의 방출이 부적절한 동작에서 발생한다.
3. 관절돌기 관절 내의 포착성 활액낭의 방출
4. 관절의 기계수용기의 메카니즘 회복
5. 도수치료에 의해 발생하는 갑작스런 동작에 의한 근방추와 골기건기관의 영향이 관절을 고정시키는 근수축을 유리시킨다.
6. 손을 얹어서 도수치료로 가청 소리(snap)로 인한 심리적 효과

도수치료는 치료를 하려는 척추 부위에 심각한 구조적 불안정성이 있거나 만약 감염이나 종양이 있다면 해로울 수 있다. 이러한 금기증은 국제 카이로프락틱 표준에 명시된다.

도수치료는 가동운동과 다르며, 전자는 힘이 갑작스럽지만 후자는 점진적이다. 결과는 관절을 생리적인 위치로 자유롭게 하여 병리적으로 유해한 힘에 의해 오정렬 된 것을 "재정렬" 한다.

도수치료의 가치는 조절적 방사선 연구에 의해 확인된다. 최근, 급성기에 주관적으로 효과가 있지만, 도수의 빈도와 적응증은 언급되지 않으며 장기 잇점도 불확실하다.

견인 (Traction)

견인은 Hippocrates 시대부터 사용되어져왔지만 오늘날에도 여전히 역학적인 요통의 치료에서 대한 지속 효과가 확실하지 않다. 척추의 견인이 탈출된 추간판을 당기지만, 확실한 것은 아니다.[42)~44)]

견인은 추간판 공간을 당기지만, 주요 효과는 요추 전만을 감소시키는것이다.

1. 추간공을 연다.
2. 관절돌기 관절을 분리시킨다.
3. 척추기립근을 늘인다.

4. 추간판의 섬유륜을 "강화" 하여, 수핵내의 내부압력 부하를 감소시킨다.
5. 신경근과 경막의 길이를 감소시켜서 신경근 장력을 감소시킨다.

언급된 바와 같이, 추간판 탈출의 직접적 영향은 확실치 않다.

견인의 객관적인 효과가 증명되지 않았지만, 다양한 종류의 견인을 열거해야 하고 적응증을 설명해야 한다. 스스로 적용하는 견인인 자동견인이 주장된다. 추간판 탈출에 대한 직접적인 영향이 확실하지 않지만, 필요할 때마다 자주 집에서 적용할 수 있다면 유용하다. 수많은 견인의 종류가 문헌에 상세히 설명되어있지만, 여기에서 논의되지는 않을 것이다.

척추 안정화를 위한 요통장애의 치료적 운동 (EXERCISE IN THE TREATMENT OF LOW BACK DISORDERS TO REGAIN SPINAL STABILITY)

이전 장에서는 골성인대 요추가 불안정하여 상위 몸통의 체중보다 상당히 작은 약 90N의 압축 부하 아래에서 중립 자세가 구부러진다. 근육계는 추간판과 관절돌기 관절과 같은 관절면 구조를 보호하기 위한 지지를 하고 불필요한 관절 변위를 예방한다.

척추 안정화의 근회복 (Recruitment of Muscles in Spinal Stability)

정상적인 체간 근육 기능은 특정 활동에 필요한 예비적 활동 전에 특정 체간근 그룹의 동원을 필요로한다. 과제수행을 위해 척추 근육을 사용하기 전에 척추 안정성이 보장되지 못하면 요추부 장애와 통증의 중요 원인이 된다. 이러한 동원 근육에 근력과 지구력이 없다면 활성화되는 근육이 부적절한 수축을 유발한다.

척추 안정성은 관절과 관련된 주동근과 길항근(굴곡근과 신전근)의 동시수축을 의미하는 *근육경직*이 초래되어 완성되어진다. 관절 경직은 근육 수축이 최소화 되더라도 발생한다. 최대 수의적 수축의 25%는 최대 관절 경직으로 보

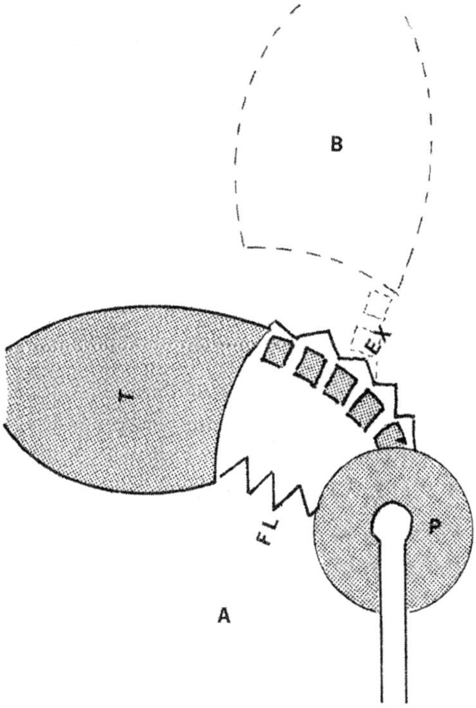

그림 7.7 체간 굴곡근-신전근 동시활성화. A: 길항근 그룹의 지지로 인해 중립 위치의 척추 기립근이 만들어진다. 요추는 체간(T)과 머리(H)를 지지한다. 중립 위치에서 근육들은 최소한으로 수축하고, 체간이 가장 적게 움직일때 척추는 손상을 입기 쉽다. B: 굴곡근의 수축으로 적절하게 굴곡하고 신전근은 적절하게 이완된다. 모든 근육 활동은 근방축- 골지건 중재에 의해 안내된다. P(골반).

여진다.

체간근육 길항근의 동시수축은 척추기립근을 뻣뻣하게 만든다. 중립적 위치에서 이러한 근육들은 적절한 시간과 근력으로 충분한 동시수축을 한다.[45)~49)]

적절한 척추 기능위해 적당한 근력, 지구력, 그리고 조정이 필요하기 때문에 특정 운동이 요구된다. 어느 치료 기구의 효율성을 평가하기 전에 항상 "왜 급성 요통이 만성 요통이 되는가?" 라는 질문이 생긴다.[50)] Jayson은 만성 통증이 급성 통증처럼 오래지속되지는 않지만 혈관 손상과 중추성 신경변화가 만성 요통 증후군 발달의 기초가 된다는 증거에 대해 주장하였다. 만약 이것이 사실이라면 모든 양식이 이 개념을 다루어야 하며 운동에는 다양한 방법이 생긴다.

요통이 특히 하지 방사통과 동반되면 추간판 탈출때문이다. 통증의 원인이 확실하지 않지만 일반적으로 역학적인 이유보다는 화학적인 이유가 받아들여진다.[51)] 추간판 탈출은 보통 해결되고 혈관 침투에 의해서 흡수되는 것으로 고려된다. 얼마나 많은 치료 양식이 이러한 변화에 영향을 주는지는 여전히 확립되지 못하였다.

오랜 기간동안 운동이 하지 방사통의 유무와 관련없이 급성, 만성, 또는 재발성 요통 치료의 중요한 보존적 방법이었다.

논쟁중 하나는 유연성과 근력강화를 위한 굴곡, 신전, 유산소, 늘리기등의 다양함사이에 운동유형의 선택에 집중된다.

운동의 이득의 강조는 다음의 목적에 따른다.

a. 근력강화와 척추근의 지구력
b. 인간공학 향상으로 인한 기계적 자극 감소
c. 자세교정
d. 궁극적인 통증 감소나 제거

적절한 근육에 운동이 적용되었을 때 등과 복부 근육의 근력 증가와 지구력 증가는 허리 운동의 초석이 된다. 일반적인 건강 운동은 운동이 필요할 때 무엇의 목적이든 실행될수 있다.

특정운동 계획서 (Specific Exercise Protocols)

아마도 운동 처방에서의 걷기는 제일 쉬울 것이다. 자극이 가장 적으며 허리의 치료적 운동에서 가장먼저 선행되어지는 운동일 것이다.

정상적인 걷기에서는 각 걸음 마다의 생리적 체간 회전에 반대쪽 외측에 팔 흔들기가 있다. 각각의 기능적 단위의 생리적 회전에서 그 층의 콜라겐 섬유(collagen fiber)와 angulation이 확장되어 진다.

유연성 (Flexibility)

비록 관절운동범위(ROM)를 객관적으로 입증하기는 어렵지만, 척추분절의 유연성은 주목할만하다. 유연성은 척추의 연부조직에서 나타난다 : 근과 근막, 건, 인대, 관절돌기 관절낭. 이 모든 조직은 교원질 섬유, 섬유성과 탄력성 조직으로 구성되어있으며 능동, 수동적인 반복적인 스트레칭에 의해 유지되는 생리적 신장을 갖고 잇다. 추간판의 섬유륜은 1형 교원질 섬유와 조금의 2형 교원질 섬유로 구성되어 있으며 생리적 신장을 해야한다.

조직의 신장활동의 반응은 다음과 같이 요약 될 수 있다.

1. 1시간 미만으로 1%에서 1.5%로 신장된 교원질섬유는 영구적 손상이 없다(신장(elongation)).
2. 1시간이상으로 1.5%에서 2% 신장을 유지한 결과로 영구적 신장이 나타난다. 이 징도의 신장은 tropocollagen bond의 용해의 결과로 나타난다. 이 결과는 만약 신장이 1시간 미만이거나 조직이 그들의 신장을 잃는다면 나타나지 않을 것이다.
3. 신장이 지속적이지 않거나, 그후 24시간동안 간헐적 신장이라면 2%의 신장은 신장전의 길이로 돌아가는 것을 허락할것이다.
4. 3%에서 8%의 신장은 교원질 섬유의 연속성을 잃게 할것이며 구조적 손상이 될것이다.
5. 교원질 섬유의 영구적 신장 또는 과다한 신장은 tropocollagen단위 사이의 분자간 결속을 붕괴하여 영구적 손상을 일으킨다.

조직의 열 적용은 유연성을 촉진시킨다. 유연성 증가를 위한 프로그램에 모두 적용된다. 부드럽고 점진적으로 적용되어져야 한다. 급속한 신장은 신장 길이에 의한 조절이 필요하다. 매일의 유연성 활동이 적다면 특징적으로 결합조직의 힘과 탄력성을 잃게 만들것이다.

척추의 연부조직의 어떠한 손상후에라도 신장 운동은 시작되어져야 하며, 교원 섬유의 생체역학적 고유성을 생각하여야 한다.

능동 운동이 수동운동 보다 더 효과적이고 안전하다. 유연성 운동은 시상면상에서 회전과 시상면 동작을 포함해야 할것이다.

요추의 추간(zygapophyseal) 관절은 각 레벨의 각측면으로 1도씩 축회전을 제한한다. 그러므로 반복적인 1도를 넘는 회전은 관절면과 추간판의 미세손상을 야기시키지만 정상 추간판에서는 확증되지 않았다.

근육강화 운동 (Strengthening exercise)

모든 근육 운동은 정상 체간 활동을 포함하고 있다. 안정성이나 정적인 동작을 포함할지라도 회복하기시작하고 근력과 지구력유지를 시작할것이다. 복부 굴곡근은 대부분 강화를 필요로 함을 나타내고 있다. 복부 근육들, 심부복부근육과 요방형근은 척추의 부하를 줄이므로 강조 받을만 하다. 심부 복부 근육의 근력강화 운동을 추천한다. 특히 횡근을, 그림 7.8에서 7.11까지 보여지는 "골반경사"(요추전만감소) 한가지의 운동으로 나타내지고 있다. 이것은 반드시 선 자세에서 수행되어져야 하며, 다른 허리의 고정하는 근육은 요방형근이다. 이근

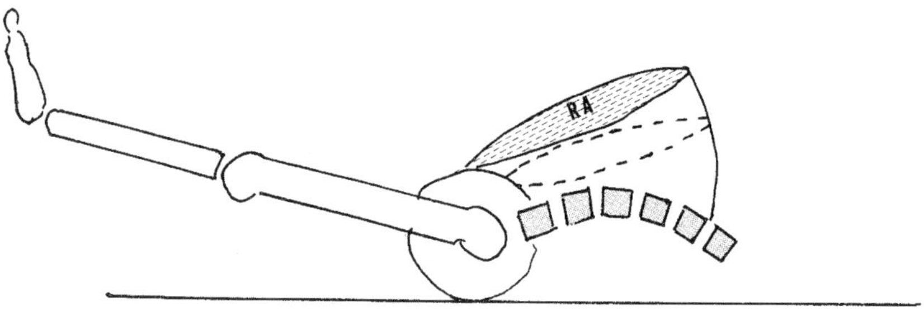

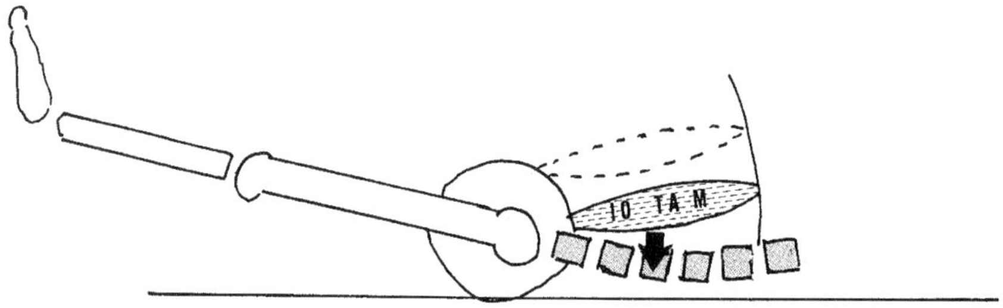

그림 7.8 횡근 강화 운동. 두다리를 4-6inch를 올리면 복직근(RA)이 수축한다. 그러나 심부 복근은 약화된다. (점선) 후궁과 척추의 안정성은 증가 되지 않는다. 아래 그림은 다리를 들어 올리고 바닥에 대항해 의식적으로 허리를 평평하게 한다. 내복사근(IO)과 복횡근(TAM)이 수축한다. 이것들이 체간을 안정화 시킨다.

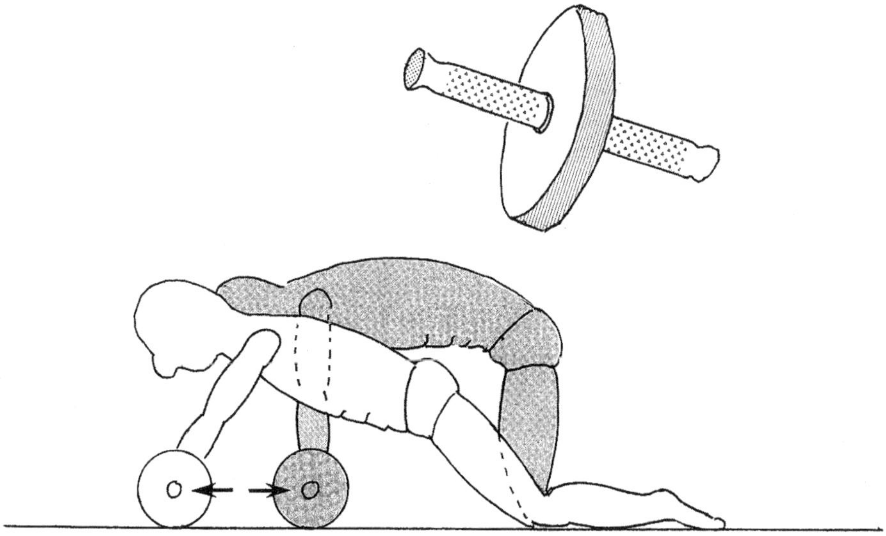

그림 7.9 심부 복부근육을 위한 "바퀴(Roller)" 운동. 한바퀴를 사용하여 최대 굴곡한 자세에서 시작한다.(그늘진 그림) 바퀴는 멀리 밀려지며 되돌아온다. 바퀴가 멀리갈때마다 복부근은 수축하며 근력을 증가시킨다.

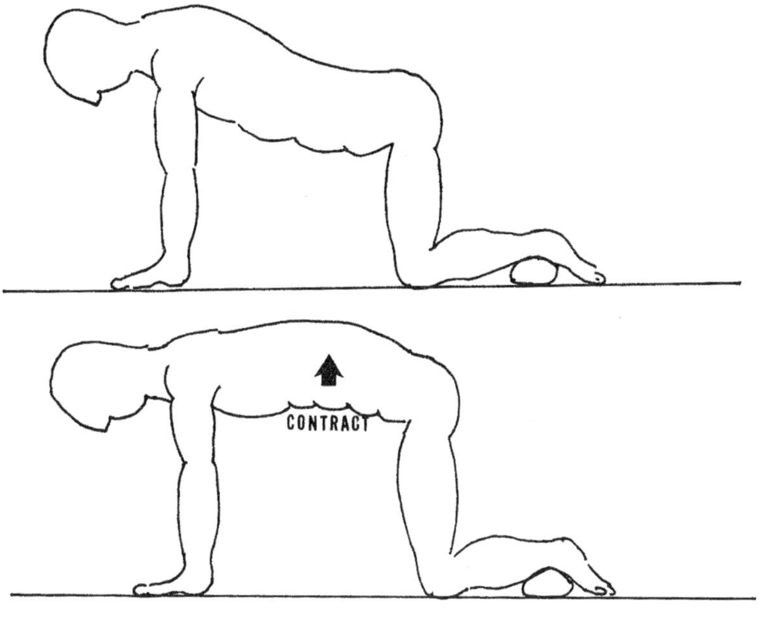

그림 7.10 엎드린 자세에서 골반경사 운동. 엎드린 자세에서 두팔, 두다리로 균형을 잡은후 허리를 늘어지게 한다. 그다음에는 들어올리며 시간을 증가시키며 유지한다.

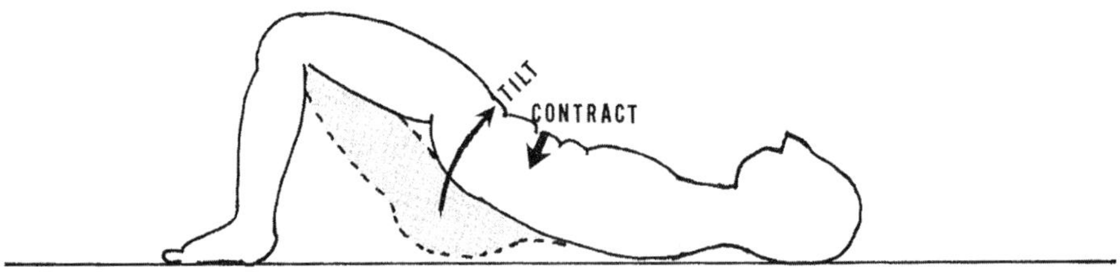

그림 7.11 바로 누운 골반경사 운동. 바로 누운자세에서 두다리를 굴곡시키고 허리를 바닥에 대항하여 유지하며 골반을 들어 올린다. 요추를 활 모양으로 만들것이다. 심부 복부 굴곡근의 알맞은 골반 경사 운동이다. 반복된 경사 운동은 근력만큼 지구력을 증가 시킨다.

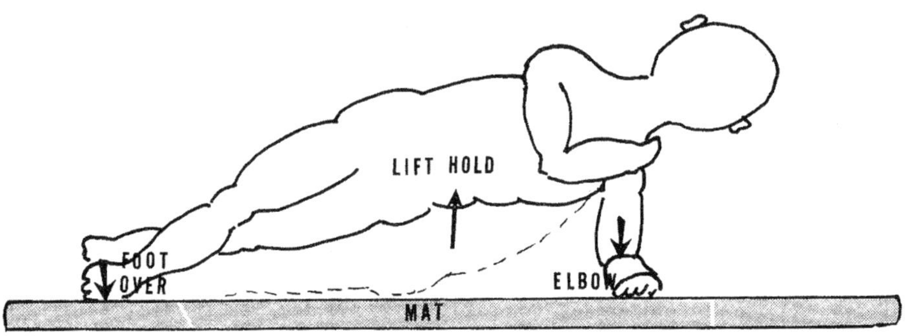

그림 7.12 요방형근 운동 한쪽으로 누운 자세이며 팔꿈치로 지지한 자세이다. 전체몸이 천천히 들어 올려지며, 시간을 증가시켜 유지한다.

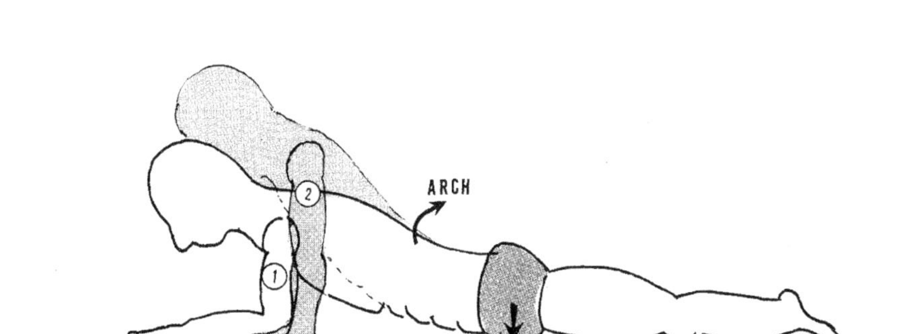

그림 7.13 Mackenzie 신전운동, 엎드려 누운 자세에서 환자의 상부 체간을 들어올리며 수동적으로 허리를 신전시킨다. 팔꿈치 위에 체간유지를 위한 들어올리기는 팔을 완전 신전시켜서 체간을 들어 올림으로 나타난다. 이 노력으로 팔 신전근의 능동적, 허리의 신전근의 수동적 신전활동이 나타난다.

육은 한쪽면으로 누워 팔꿈치에 의존함에 의해 강화되어진다. 몸 전체가 측방으로 올라가며, 시간을 늘이면서 유지한다. 다리에 방사통이 있는 추간판성 질환의 임상적 증거가 있는 환자에서 추간판탈출 가능성이 보여지는, 요추 굴곡은 금기증으로 나타난다. 이동작은 분명히 추간핵을 후종인대와 추공속의 신경근에 대항하여 더욱더 후방으로 탈출 시킬것이다. 안정화 운동은 초기에 정확하게 실행되지만 굴곡 운동은 아니라고 서술한다.

Mackenzie[54]는 요통과 좌골신경통(sciatica)의 원인이 될 수 있는 감수성이 예민한 신경조직에서 벌어지게 핵(nucleus)을 앞쪽으로 이동시키기 위하여 요천추 신전(extension)을 요구하였다. 따라서 이절차를 이룩하기 위해 신전운동을 요구하였다. MRI연구는 핵의 이동을 확증하였다.

현재의 접근에서는 Mackenzie의 신전검사(extention test)를 증상의 변화를 결정하는데 사용하고 있다. 요통과 좌골 신경통은 신전운동, 부드러운, 점진적 굴곡운동과 유연성과 근력 그리고 적당한 신체메커니즘을 포함하는 운동으로 줄일수 있다. 이 치료 소개 설명서는 현재 널리 보급되었고 결과의 평가를 기다리고 있다.

요통 교실 (Back school)

"요통 교실"은 제조업에서의 허리 손상, 변화를 하지 못하게, 사람들에게 구부리고, 들고, 허리를 구부리고, 밀고, 당기는 등을 어떻게 바르게 하는 것을 교육하기 위해 계획되었다.

Farfan[55]은 주장하였다. " 이것은 매우 흥미로운 일이다. 얼마나 많은 흥미로운 사람들이... 요통 예방할수 있는것에 동의하지 않거나, 요통 교실 방법으로 조절할수 있다는 것 또한 동의하지않는다. 많은 요통 교실... 들은 간편한 운동 프로그램과 시청각 자료로 되어있다." 그는 그다음에 "요통 교실은 교육과 훈련에 사용되며 신체 메커니즘 원리와 요통의 조절과 예방을 위한 허리 건강관리에 가장 효과적인 방법" 이라고 주장하였다. 이런 주장들은 요통 교실이라고 많이 불려지는 것들은 교실의 개념을 구체화하는 것이라고 나타내고 있다. 모든 운동들이 만약 적할한 신체 메커니즘의 원리가 매일 실행되지 않는다면 효과가 없다. 정상으로 부터의 대부분의 일탈은 혼란함의 존재를 포함하고 있는

데 그것은 요통 교실을 실행하는 기간동안 발견되어진 적절한 신체 역학을 뒤집어 엎는다.[56)~59)]

인간공학[60)]은 적절한 신체 역학에서 중요한 위치를 유지하고 있다. 인간공학의 정의는 "사람의 능률을 증가시키고, 건강하게 사는(Well being) 방법에서 사람의 해부적, 생리적 그리고 심리적 특성에 맞는 직업에 관여하는 과학이다."

최근, 의회는 직업안전위생국에 조사보다 한층 나아진 연구를 완료하였다. 왜냐하면 "새로운 인간공학 표준을 지지하는 과학적 증거가 가볍고 무효화되었기 때문이다. 이것은 결정적이지 않고 극도로 복잡하다."

허리 관리에 관한 인간공학은 똑같이 복잡하고 결정적이지 못하다. 움직임들은 특정 직업 필요조건을 갖은 사람의 특징 요구에 맞게 고쳐져야 한다.; 종종 이것은 완전히 이해되지 못하고 평가되지 못한다. 피로, 노여움, 걱정, 성급함, 우울 그리고 권태 같은 불안 요소들은 정상 신경근 능률을 방해하고 현재의 노동시간으로부터 변화하게 할것이며 요통 교실을 형체화 하기 어렵게 만들것이다.

대부분 직장의 인간공학의 평가 촛점은 작업자의 자세와 관절에 부담되는 하중이다. 왜냐하면 관절부하에서 동적 동작의 영향을 무시하는 자세이기 때문다. 이런 동적 힘은 속도, 가속과 체간 근육조직의 근육 공동 작업과 연관이 있다. 이런 요인들은 고용인에게 나타나지 않았으며, 최근 직업관련 허리손상 방지 교육 프로그램의 대규모, 인위 추출된, 통제된 실험은 훈련으로부터의 장기적 이득을 찾을수 없었다.

인간 공학적 상태의 평가에서 항상 기능적 단위의 연부조직-인대, 섬유륜, 관절낭에서 변형이 보여지는 굴곡 자세가 고려되어져야 한다. 이 변형은 느슨함을 증가시키므로 안정성을 손상시키고 결과적으로 손상과 연관된 통증이 있다.

이 느슨함의 증가는 인대나 관절낭에서 근본적이지 않지만, 탈수에 의해 추간판의 높이가 감소되는 원인으로 간주되고 있다. 추간판의 액체 내용물은 선자세나 앉은 자세 둘다에서의 굴곡자세 연장에 의해 악화되며, 24시간 동안 변화된다. 이런 장기화된 반복적인 굴곡된 자세는 지속적 산업 노동자의 손상을 갖고 있는 개인에서 빈번히 나타나고 있다.

안정을 유지하는 근육들은 인대의 기계적 수용기의 피로에 기인하는 척수의 인대-근반사의 손상으로 부터의 주기적이거나 지속자세로 인해 피로하게 된다.[62)]

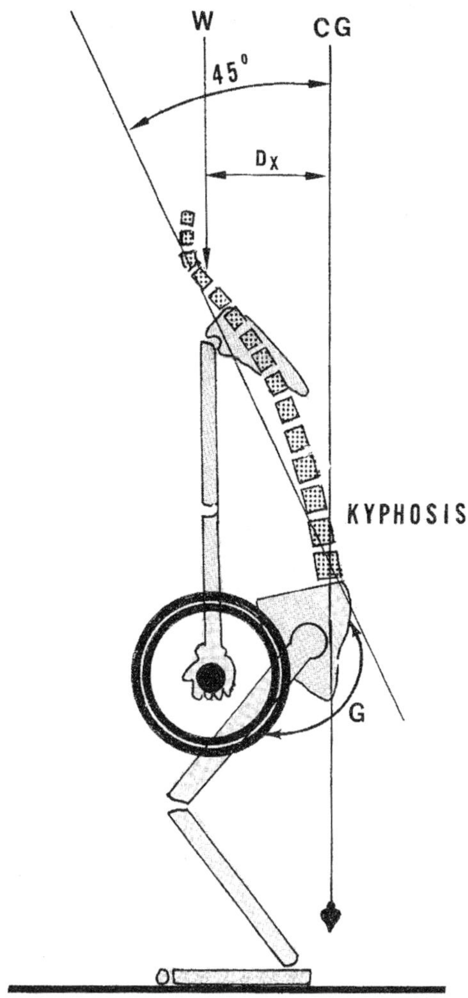

그림 7.14 요추 후만 자세로 쪼그려 들기 기술(squat-lifting technique)에서, 표준 쪼그려 들기에서 무게를(W)중력 중심으로(CG)부터 무게와의 거리(Dx). 이자세는 인대 조직에 스트레스가 부여되는 것을 보여주고 있다.

작업에서의 들어올리기가 요통 문제를 일으키기 때문에 안전하게 들어올리는 방법이 제공되어지고 있으나 증가된 결과가 아직 없다. 쪼그리고 들기 (그림 7.14)가 안전한 들기로 생각되고 있지만, 들기에서 요추의 최상의 자세라는 것은 아직 명확하지 않다. 요천추의 후만적자세가 추천되어지는데 들리는바에 따

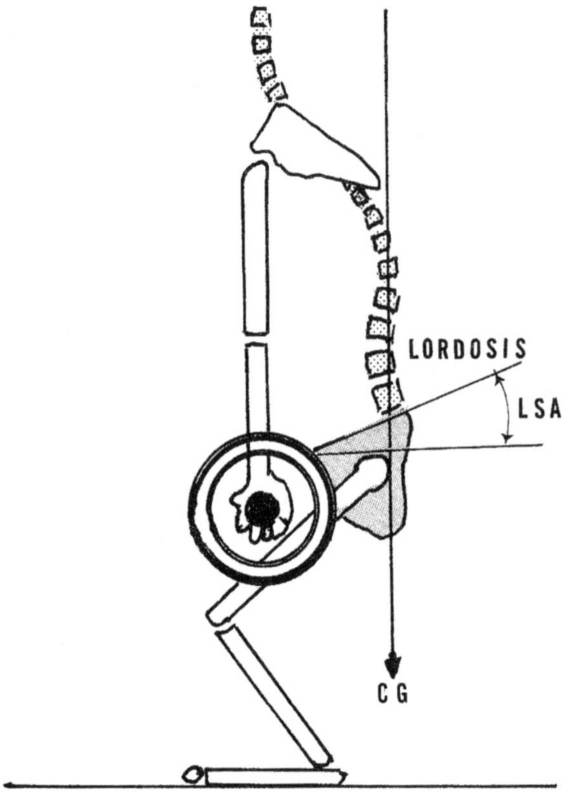

그림 7.15 요추 전만을 유지하면서 쪼그려 들기, 쪼그려 들기 요천추각(LSA) 증가에 의해 요추전만을 유지하면서 들기를 보여줌.

르면, 복원력이 대단한 후방인대에 스트레스가 가해지는 반면, 전만자세에서는 이들 인대가 이완되기 때문이다(그림 7.15).

간헐적 휴식기간 (Intermittent Rest Periods)

주기적 부하후의 첫 10분의 휴식은 회복을 제공하지만, 주기적이거나 장기화된 기간의 두 번째 기간부터는 완전한 회복이 어렵다. 충분한 기간의 휴식의 주기적 기간이 산업 노동자의 반복적이거나 장기화된 굴곡자세 요구의 배치에 의해 마련되어져야 한다. 이것은 자주 격려되어지거나 위임되는 것이 아니다.

요통장애의 정신적인면
(PSYCHOLOGIC ASPECTS OF LOW BACK DISORDERS)

최근 논문의 연재물의[61), 62)] 저자들은 " 몇몇의 요통과 허리 불구에 관한 일반적인 착각을 없애라."라고 말한다. 그들은 손상으로 인한 작업자들의 전형적인 결과 사이에서의 요통의 개념에 이의를 제기한다. "대부분 요통이 분리성 손상이나 반복된 외상에 기인한다는 증거가 매우적다[62)]" 그들은 한층 나가, " 경험은 개인의 사건에 대항하는 능력을 갖고 있는지에 완전히 의존한다."라고 주장하였다.

이개념은 이전에 고통스러운 장애 빈도 즉, 불안, 성급함, 피로 또는 우울함이 있는지 없는지 개인의 감정상태에서 일찌기 만들어진 진술에 신뢰를 더하며, 신경근 활동에 강하게 영향을 미친다.

Hadler의 앞선 발견은 통증의 의미의 해석을 더욱 깊게 연루시켰다. 환자와 의사의 관계는 만성 통증에서 최고로 중요하다. Hadler에 주장에 따르면 " 국소적 요통의 장애를 손상의 탓으로 돌리는 사회구성은 치료로 인하여 생길수 있는 가능성이 있고, 정복 불가능한 개개인의 감각의 지속적 효과를 갖은 것과 같다. 일의 신체적 요구를 고치거나, 요통이나, 허리 장애의 보급에 큰 영향을 갖은 사람의 신체적 상황을 바꾸는 증가가 거의 없다.[61)] 급성 요통 증상을 갖은 환자의 적절한 관리는 본인에 의해서 행하여져야만 한다.

통증, 그것의 기전, 그리고 그것의 중요성은 치료만큼이나 환자에게 설명되어져야 한다. 허리에 의한 통증은 허리의 장애- 신경, 근, 골격, 심리적인 것으로 표현되어 진다. 심리적인 면은 허리의 장애 치료의 비효과적 결과나 원인으로 함축하고 있다. 환자들의 만성 통증으로 이끄는 지속적인 장애의 반작용은 상태의 객관적인 명이 없어진후에도 지속된다. 만성통증의 치료는 이 문서의 주목표가 아니다. (그러나) 기계적 장애로부터 결과적으로 오는 요통은 일반적으로 받아들여지고 있으므로, 통증 지각력의 검토는 옳다고 한다. 통증으로 인한 불구는 인지를 고려해야 한다. - 장기 병리학과 운동-환경적요소에 의한 영향을 받는 행동견지.[62)~66)] 매우 많은 연구들은 사회심리와 행동요인과 통증, 손상, 그리고 결과적으로 발생하는 장애의 연계성을 보여주고 있다.[67)~70)] 불행히도 이것은 기계적이나 장기적 기초 없이 둘다 적절할 때 결과적인 통증을 정신적이라는 것으로 가정하는 것을 검사원에 의해 획일적으로 많이 이끌어졌다. 그림 1.0에서 신경학적 순서표가 제안되어졌으며, 어떤 정신적요소 - 성남, 참을 수 없음, 불안 또는 우울함 같은 것들은, 그 연속성과 행위는 혼란으로써 바뀌어 질수 있다. 이 문맥에 의하면 정신적 요인은 기계적 기능을 변화시킬수 있으며 요부 기능장애를 일으킬수 있다. 이것은 결과적인 통증이 정신적이라는 것을 내포하고 있지는 않지만, 정신적 요소가 정상 기능을 손상시킬수 있으며 통증으로 나타날 수 있다고 제시 한다. 비록 조직 손상의 증거가 없더라도 혼란(불안)이 지속되거나 과도할 때, 급성통증이 만성통증으로 된다. 사람이 스트래스 요인에 직면하게 되면 결과적으로 기능을 감소시키는 통증을 인내하는 능력을 감소시키는 자동적 교감신경계의 각성이 일어난다.[74)] 이런 교감신경계의 각성은 손상된 기능에 기여하는 부척추근의 근전도계의 활동성이 증가됨을 나타낸다.

인지- 스트레스 요인의 자각반응은 그남자나 여자의 환경과 변화를 조절할수 없음의 관련 효과를 사람이 지각하고 해석하는 방식이다. 통증이 심각한 건강 문제의 지표가 될 때, 이것은 질병으로 간주된다.[76)] 이제 해석은 커지고 달라지고 중요해 졌다.

활동의 회피, 동작의 두려움 또는 일과 관련된 활동의 두려움은 급성통의 결과로 지속될 것이다. 신체적 움직임의 지나치고 빈번한 무분별한 두려움을 운동공포(*Kinesophobia*) 라고 부르고 있다.[77)~79)]

허리 장애의 결과로 생기는 만성이 되는 통증의 인지적 평가에서, 무엇이 통증을 지속시키게 하는지 의문이다.

50문항의 질문서(통증 인지 목록)가 제공되었으며, 언제 환자가 (적절한 치료를 방해하는 증상안에서) 만성통증을 나타내는지 고려해야 한다.

인지적 행동 치료는 여전히 많은 의사와 치료사에게 익숙하지 않다. 이 치료적 접근을 즉각적으로 의사-치료사-환자의 협조로 행해져야 한다.[80), 81)] 주관적 증상의 해석, 객관적 검사, 실험에 의한 발견(환자를 위해)의 해석은 환자의 질병에 대해 이해를 돕는다. 의사들은 대부분 생체역학적 모델로 훈련되며, 사회심리학적 측면의 질병으로 상당히 불안해 한다.

Vlaeyen과 Linton이 주장한다. “많은 환자들에게 의사는 상당한 힘과 영향을 나타내고 있다”.[87)]

인지－행동원리의 목표는 의미있는 용어에서의 요부장애의 모든 명을 태도나 행동의 변화도 조정하는 것이다. *비기관(nonorganic)*이란 용어는 Waddell[85)]의 질병 행동에서의 정신적인 변화를 포함한 검사에 의해 인정하게 됐다. 그러나 이것은 인지적 원리 또한 이행되어야 한다. 과도한 감정의 행동은 종종 그릇된 것이나 부적당한 인지에 기인하고있다. 불행히도 많은 요부 장애를 갖은 환자들이 “ 바람직하지 않은 환자”가 되고 있다[86)], 다음에 오는 특징에 의해 정의된다.

1. 사회적으로 바람직하지 않은, 알콜 중독, 무교육, 지저분한, 나이든, 또는 가난을 포함한다.
2. 바람직하지 않은 태도, 불쾌한 태도, 무시 또는 지식이해의 부족 또는 의사흉내. “매우 많이 알기를 원하는” 또는 “자신이 너무 많이 알고 있다고 생각하는” 환자들이다.
3. 생리적 질병의 명백한 부재 또는 1차 원인에 복잡하게 얽힌 많은 질병들을 나타낸다.
4. 정황적으로 바람직하지 않음. 약속 시간에 늦거나, 지불 방식을 받아들이지 못함.

불행이도 이런 “바람직하지 않은” 환자들은 꼬리표를 달게 되며, 적절한 간호를 받아들이지 않는다. 운동공포(Kinesiophobia)를 나타내는 환자의 평가에 Dutch Version Testing[84)]이 추천되어져 왔다. 이 질문에는 그들이 답함으로 어떤 치료적 시도나 의사가 기대할수 있는 지 수락을 나타내고, 확신과 환자가 갖은 기대를 나타낼것이다.

1. 만약 운동을 한다면, 내 몸이 다치는 것이 두렵다.
2. 만약 내 장애를 극복하기를 시도한다면, 내통증은 증가될 것이다.
3. 내몸은 나에게 내가 위험한 문제를 갖고 있다고 알린다.
4. 내가 운동을 한다면 내 통증은 아마 되살아 날것이다.

5. 사람들은 내 의학적 심각상황을 받아들이지 않는다.
6. 사고는 내 남은 인생 동안 내몸을 위험에 빠뜨릴 것이다.
7. 통증은 항상 내몸이 문제가 있는 것을 뜻한다.
8. 무엇인가 내 통증을 악화시키기 때문에 위험하다.
9. 나는 뜻하지 않게 내자신이 다치는 것이 두렵다.
10. 간단한 주의로 불필요한 동작을 만들지 않으며, 나는 내 통증이 심해지는 것으로부터 막을수 있다.
11. 내 몸에 위험한 잠재성을 갖은 것이 없다면, 난 아프지 않을 것이다.
12. 비록 내가 통증이 있는 상황이라도 내가 육체적으로 활동적이라면 잘 살것이다.
13. 통증은 나 자신에게 손상을 주지 않게 운동을 멈출때를 알게 해준다.
14. 나처럼 육체적으로 활동성이 비슷한 상황의 사람은 정말로 안전하지 않다.
15. 내가 손상을 쉽게 얻음으로 나는 모든 것들을 정상인들과 같게 할수 없다.
16. 비록 무엇인가 내게 많은 통증을 일으키더라도 나는 정말로 위험하지 않다고 생각하다.
17. 아무도 통증있을때 운동을 해서는 안된다.

간단한 진술의 상호작용이 검사자에게 그들의 요부 문제의 이해시킬 수 있는 의견을 주고, 인지적 접근 이행을 정당화 시킨다.

이것은 특히 "불안회피"를 나타내며, 통증의 불안과 재발의 가능성을 나타낸다. 급성통증보다 장해에 기초를 나타내고 있고, 급성통증은 손상이 치료후 만성이 된다.[87)~91)]

"*Annals of Internal Medicine*"의 최근 문장은 단계적인 요통치료, 의사의 1차적 치료를 포함하고 환자가 정상 생활 동작을 다시 시작하게 격려한다고 주장한다. 그들의 3단계의 중요 접근은 요통이 반드시 허약하게 하지 않게 한다는 것을 안심시키고, 정상 생활을 다시 하는 것이 해롭거나 손상을 주지 않으며, 따라서 피할 필요가 없다.[92)]

3단계 모두 불안의 회피와 요통으로 인한 불안 증상에 의해 나타난 정신적 질환의 치료를 조언하고 있다. 이것이 요통을 갖은 환자에게 표준치료에서 가장 중요하다. 일반적으로 균일한 X-ray 촬영은 구조적 가능성과 "치료할수 없는 상태"를 의미한다. "퇴행성 추간판 질환" 같은 용어는 환자의 상태가 "퇴행적"이고, 질병을 포함하는 것을 의미하며, 딱 들어맞는 것은 아무 것도 없다.

휴식과 회피를 하기 위한 조언은 자세와 활동이 일반적인 과학적 기초에 의해 찾을 수 없고, 환자의 조심으로 오차없이 판단해야한다. 예후는 요부 질환의 자연 과거력에 의해 환자에게 주어진다. 환자들은 어느 프로그램이든지 회복을 촉진하고, 재발을 방지하는 것을 확신 하게 되는데, 가장 큰 걱정이 된다.

만성 통증은 이것이 잘못이해 되므로 혼란이 남는다. 만성통증으로 부터의 손상은 국소 조직 손상을 포함하고, 중추신경계를 손상시키며 전반적인 상태에 영향을 주고, 환경과 상호 작용을 한다.[93]

결론
(CONCLUSION)

요통과 방사통(radiculopathy)은 현재의 환자들중에서 좋은 예후를 갖고 있는 질환이다. 능동적인 관리는 수동적인 관리보다 더 효과적이다. 급성기에서 통증의 제거는, 환자의 예후를 능동적으로 좋게하기 위해 필수이다. 환자에 의한 전체적인 이해와 치료사에 의한 자신감은 좋은 결과를 갖을 수 있다.

깜짝 놀라게 하는 단어를 회피하여 표현되어지는 진단은 (치료사가 부분적으로 모르거나 환자들에게 겁을 주는진단) 치료사에 의해 적절한 초기 관리를 하지 못하여 실패적인 만성적 결과를 가져오게 된다. 방사선학의 부적당한 사용과 설명은 종종 환자를 혼란스럽게 하고 치료사에게 틀린지식을 전하게 된다. 근육 위축을 가져오고 정신적인 악화를 가져오는 장기간의 침상 안정은 피해야 한다.

3개월 혹은 그 안에 급성 요통 환자의 자연적인 회복은 치료와 상관 없이 일어 난다. 그러므로 수술은 6-12주 전에 적용되는 예가 드물고, 대신에 목적성있는 신경학적 변화 과정에 의존하게 된다. 수술은 통증을 야기 시키는 연부조직의 변화가 아닌 경우 통증을 제거 하고 수술에 의해 치료할수 있다. 도수교정, 운동, 견인, 침술, 그리고 다른 여러 가지 물리적 요법을 사용하여 도움을 받을 수 있고 좋은 결과나 목적있는 결론을 위해서 제공받을 수 있는 치료 형태들은 손상의 연장과 의존 도를 높일 수 있다. 이런 단순하고 조심스러운 접근에 의한 주관적 향상의 실패가 수술을 불러오는 것은 아니다.

비록 무작위 조절된 연구에서 요통교실의 교육적 프로그램의 이익을 반박하더라도 의미있는 단어에서의 문제와, 환자에게 주어진 능동적 프로그램의 참가, 환자에게 교육적 이익을 부정하지는 않는다.

요통은 45세 이하의 사람들 사이에서 운동 제한에 의해 야기되는 가장 일반적인 것이고, 이러한 일반적인 결론의 하나는 건강관리에서 찾을수 있다. 요통의 원인은 알려져 있지 않지만, 일반적으로, 신체적, 법적, 사회경제적, 심리적인 것을 포함하는 많은 요소에서 찾을수 있으므로 수수께끼(enigma) 라고 알려져있다. 이것은, 오로지 한가지만의 의학적 문제에서만 찾아 볼수 없고 대신에 생리학, 심리학, 사회학이 복합되어 있는것에서 찾아 볼수 있다.

신경근염(radiculitis)이 있거나 없거나 요통 치료의 수술이 전에는 논의 되지 않았다. 하지만 여러면에서의 수술의 잇점에 대해 의문점을 갖게 되었고 다른 것에서 타당성을 알아내었다. 내과적 수술을 포함하는 수수께끼(enigma)의 예로, 불안정한 요소는 허리손상의 가장주된 이유이므로, 불안정성에 대한 안정성의 지속적으로 나타난다.[90] 불안정성에 대한 방사선학적 증거는 종종 환자의 증상과 연관되지 않거나 또는 불안정성의 전통적인 생체역학적 정의는 부합하지 않는다. 건강한 척추는 모든 레벨에서 움직임을 허용한다. 유합(fusion)은 생리현상이 아니며,[89] 이것은, 전체적인 척추체의 기능적인 면을 붕괴시킬 위험을 초래할 수 있고 특별히 연결부분 위, 아래의 인접한 부분이 그러하다.

다른 치료방법들은 보다 공정하고 조절된 연구를 필요로 하는 표준화되는 치료가 고려된다. 요통에 대한 수수께끼는 논쟁의 여지가 있고, 주관심사가 손상된 환자를 치료하는 모든 전문가들에게 완전히 받아들여지지 않고 있다. 보다 최근에, 표준화된 형태의 치료가 기대된 결과를 가져오는데 실패했던 것처럼 의학적 치료가 더 큰 역할을 예상하고 있다. 일찍이 기술된 보존적인 치료소견 설명서는 좌골신경통을 갖고 있는 환자가 그 증상을 갖고 있던지 없던지 대부분의 환자에게 도움을 줄 것이다. 그러나 잘 해결되지 않는 좌골신경통환자는 보존적인 치료로부터 필요로 했던 또는 기대했던 통증경감을 얻지 못하고, 이러한 것은 수술적 개입을 의미한다. 수술적인 치료는 역학적으로 신경근을 압박하지만 신경근 염증의 화학적 양상을 제거하는데 도움이 되지 못한 추간판

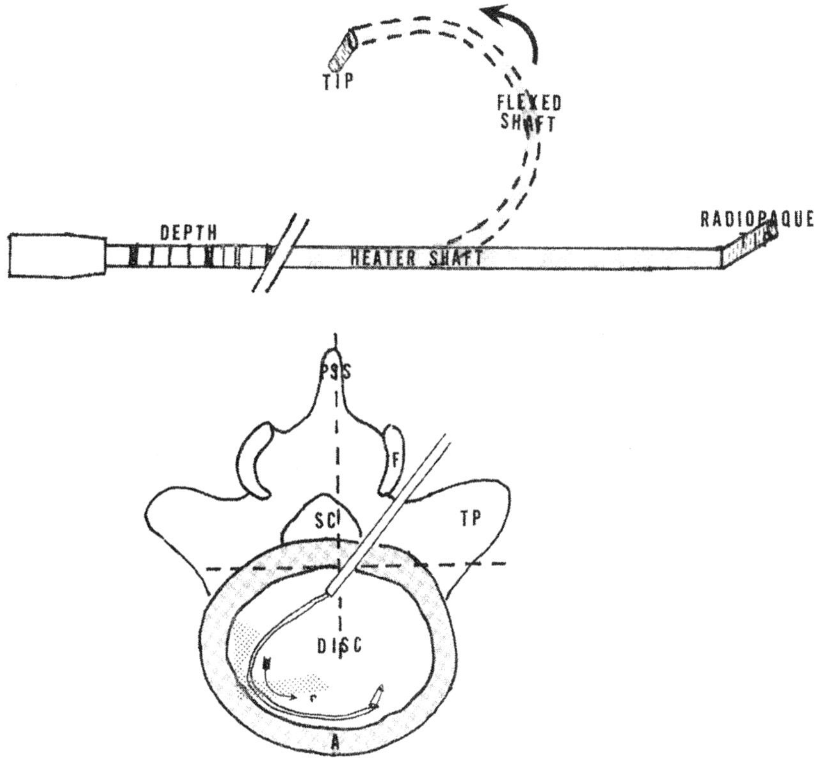

그림 7.16 추간판 안에 전기적 열을 이용하여 치료하는 방법. 이방법을 단단한 도구와 구부리기 쉬운 가열된 도구를 이용한 깊이 측정. 그림의 아래 부분은 추간공(F)으로 어떻게 도구가 들어가는지를 보여주며 횡돌기(TP)를 지나 섬유륜(A)까지 도착해 disc를 돌아 회전하는 것을 보여준다. PSS, 후상부 척추; SC, 척수관

탈출증의 이상적인 치료가 아니다.

Sweden[93]에 monoclonal antibody(infliximab)를 사용한 화학적 치료법은 신경근 염증으로부터 통증을 경감시킬수 있다고 하였다. 이 염증은 화학적 원인에 의한 결과로 알려져 있고 종양괴사 인자 TNF- alpha로 확인되었다. TNF-alpha 작용 차단으로 인한 이런 화학적 회복은 신경 손상을 예방한다.

지금까지는 이러한 발견을 동물 실험에서만 관찰할수 있었고 사람에게서는 제한적으로 적용되어 왔으며, 이런 치료는 매우 비싸다. 그러나 이것은 좌골신경통 통증의 의미있는 관리에서 지속적인 관리를 하지 않아도 되는 것으로 나

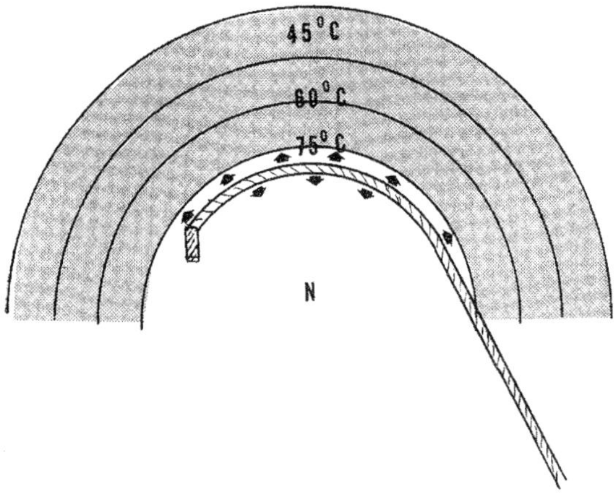

그림 7.17 열발생 변화도. 조절된 열은 내측 섬유륜에 75℃를 받게하며 보다 바깥층은 핵의 박리 증가가 일어난다.

타났다. 여기에는 또한 고치고 수정해야하는 부작용이 있지만, 이것은 요추의 추간판 탈출로 인한 좌골신경통의 관리를 위한 유망한 치료법으로 존재한다. TNF-alpha의 사용시기는 풀지 못한 문제로 남아 있으며, 동물 연구에서처럼 약은 손상시기에서 처리해야 한다. 그것을 인간에게 적용하기는 어려운 것이다.

또한 TNF-alpha는 몸의 재흡수 정상과정에 지장을 줄것이다. 더 많은 연구들이 사람에게 실시 되어야 한다. 그러나 이런 사전 연구는 화학적 치료로부터 가능한 잇점을 의미한다. 이런 가능성은 모든 물리적 요법과 일찍 나타나는 징후의 잘못을 밝혀내지 못한다.

모든 방법들이 실패하고 수술부위에 추간판 사이 전기적 치료(IDET)가 제안되고, 타당한 초기 치료로 고려되어진다. 이러한 절차는 무유도성으로 고려될 수 없다. 왜냐하면 이것은 추간판 안에 조종할수 있는 catheter 삽입을 포함하기 때문이다. catheter는 추간판 주위에서 회전하게 되고 이것은 외부기기에 의해서 가열시키게 되고, 이것은 콜라겐 섬유를 변화시키고 추간판을 굳게 하고, 통증수용기를 제거하게 된다(그림 7.16과 7.17). 추간판의 "탈수"와 필연적인 "탈신경"과 함께 나타나는 통증과 손상의 일시적인 회복은 원칙적으로 일어나는 것이다.

상반되는 주장이 여전히 그 절차들이 적용되고 있지만 더 조절이 잘 되는 것으로 보여진다.[94)~98)] *Spine*[99)]의 최근 기사에 따르면 IDET를 치료 받은지 2년후에 환자는 통증의 개선, 임상적기능, 삶의 질적인 면에서 의미있는 만족도를 나타내었다.

척추 신경근증의 기계적인 면이 초기 주요원인으로 고려된다. 척추 연부 조직의 손상으로부터 화학적 반응은 기계적 압박으로 부터오는 통증 결과에 기여하는 것으로 여겨진다. 동물 실험은 어떤 면에서 미리 예측해 볼수 있는 것이다. 하지만 정확하지는 않다. 신경근병의 Kawakami-Weinstenin의 쥐 실험 사용은 다음과 같은 의문점을 발생시킨다.

1. L_5의 단독 분리 신경근 손상은 무슨 효과가 있을까?
2. 쥐 실험에서 매개체의 외인성 감염이 없는 물리적 손상이 통증을 유발할수 있는가?
3. 신경근의 물리적 압박을 동반하는 척추체 추간판 탈출은 자가 분해 또는 자가분해하지 않는 추간판 인자의 직접적 작용 없이 효과를 나타낼수 있는가?
4. 척추 신경교의 활성과 감염전 cytokine에서 표시에서 중추신경(신경근)과 말초신경 사이에서 유사하게 나타나는 것은 무엇인가?
5. 척수에서 신경근 손상의 충격은 무엇인가?

1에서 3번째 물음의 대답은 최근의 경향으로 부터는 명백하게 부정적이다. 그러나 Deleo등은[96)] 유망한 추론이 있는 4-5번째 질문에 집중하고 있고 이것은 통증을 위한 새로운 물리요법의 발견이다.[100)] 통증의 기본이 되는 급성, 만성 염증은 손상에 반응하는 모든 혈관계에 의한 신체적 반응이다. 이과정이 진행되는 동안 녹는 물질(soluble)과 세포의 매개체는 신체적 징후를 야기시키는 작용물을 배출하거나 포함하는데에 협력하여 작용한다. 적당한 비례에서 이런 과정은 연부조직의 회복을 위해 유익한 것이다. 그러나 이것이 잘 조절 되지 않을 경우 그것들은 심각한 손상을 초래할 수 있다.

염증은 급성기와 만성기 반응으로 나누어 질수 잇고 급성기 반응은 빠르게 진행되고, 잠시 진행되며, 부종을 포함하고, 혈장 단백질과 호중성 백혈구의 손상을 포함한다. 다른 한편으로 만성 염증은 오래 지속되고 림프계 대식구와 섬유아세포의 손상을 포함한다. 염증을 용해할 수 있는 매개체는 손상받은 조직에서 혈류, 혈관투과성 백혈구의 이동을 증가 시킨다. 그리고 이러한 백혈구는 침범한 물질을 배출시키는 역할을 한다. 이런 용해할수 있는 매개체사이에는 단백질분해효소 시스템(protease system)과 펩타이드 (peptide), 지질(lipid), 특별히 시토카인(cytokine)이 들어 있다.

급성 염증 분자 매개체는 혈장단백질효소(plasma protease), 보조체(complement), 키닌효소(kinin), 응고성 섬유용해단백질(clotting fibronolytic protein), 지질(lipid), 프로스타글란딘(prostaglandin), 백혈구, 펩티드 신경성 펩티드(peptides neuropeptides), 질산화물(nitric oxide), 시토카인(cytokine)을 포함한다. 이러한 cytokine은 분해하기 어려운 만성 통증에서 사용되어진다.

시토카인 인터루킨(Cytokine interleukin)-6(I1-6)는 비록 이전의 모든 것이 만성 통증 단계에서 포함되어 사용되었다 할지라도 현재 철저하게 조사되고 있다. I1-6은 림프구(T-lymphocyte)와 내피세포(endothelial cell), 단핵세포구(monocyte), 단핵세포(monocytic) 분화를 조성하는 섬유모세포(fibroblast)와 혈소판의 수를 증가시키는 것과, 섬유소원(fibrinogen)의 합성에 의해 형성된다.

급성 염증이 지속될때 만성 염증으로 이어진다. 신경친화(neutrophil)는 대식세포(macrophage)와 림프구, 섬유모세포에 의해 재배열 된다. 시토카인 또한 옮겨가게 된다. 신경계를 좌우하는 그들의 역할은 아래에서 쉽게 따져 보도록 하겠다. 시토카인(cytokine)의 국소적 방출은, 말초 신경 변성과 재생과정을 통제한다.[101] 신경성 통증, 특별히 만성 통증은 약을 사용하고 시술을 사용하여서 처리하기 힘든 과제로 남아있다. 이것은 시토카인의 영향에 대한 연구를 지지하고 있다.

I1-6는 말초신경의 손상범위 원위부에서 생산된다. 그러나 중추신경계 미세아교세포(CNS microglia)와 별아교세포(astrocyte)가 손상에 반응하는 I1-6를 생산한다 할지라도 잘 알려지지 않은 척수손상에 근본을 두고 있다.[102)~106)]

시토카인의 대식세포와 Schwann cell에 의해 말초에서 생산된다(그림 7.18과 그림 7.19). 축삭의 흐름은 잘 조직화 되어 있다(그림 7.20). 말초신경 손상후에는, 배측 신경근 신경절(ganglion)과 척수의 뒤뿔(dorsal horn) 속에 있는 축삭 경로와 비축삭 통로에 역행하여 흘러간다. 또한 어떤 특별한 시토카인은 미

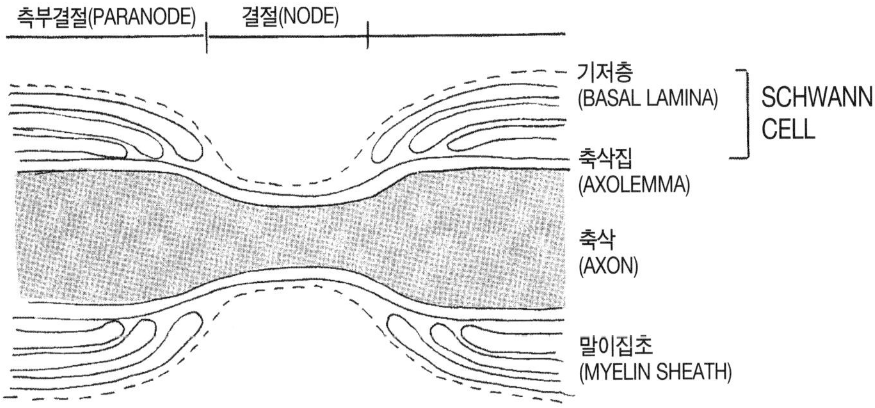

그림 7.18 Schwann cell. Schwann cell의 구성요소와 절을 보여 주고 있다.

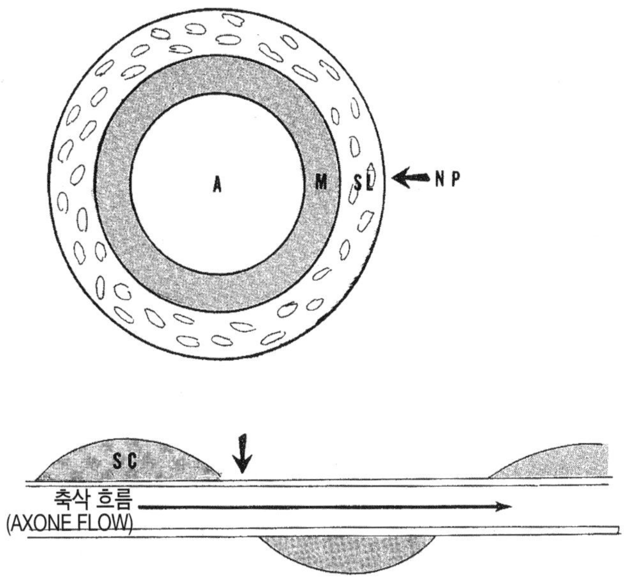

그림 7.19 추간핵으로부터의 축삭 흐름 손상. 아래 그림은 Schwann cell(SC)의 흐름을 나타낸다. 위에 그림은 추간핵(NP)의 Schmidt-Lanterman(SL)incisure 위에 화학적 침식을 보여주며, 수초(M)를 압박하여 부종을 일으키고, 축삭을(A)압박하고 흐름은 줄어든다.

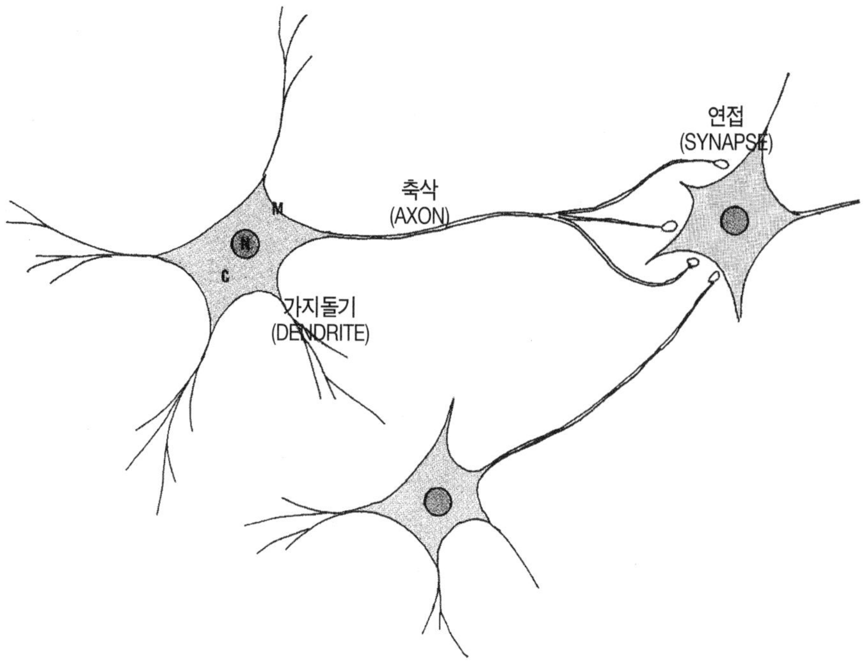

그림 7.20 신경세포와 축삭 흐름. 신경세포는 막(M)에 의해 묶여져 있으며 세포질(C)와 핵(N)을 함유하고 있다. 각 세포들은 축삭과 많은 수상돌기를 갖고 다른 많은 세포와 연결된다.

세아교세포와 별아교세포 그리고 다른 신경원 진행길이 활동하는 척수에서 1시간안에 생산되어 진다. 이러한 모든 요소들은 통증 전달체계와 만성의 발생, 지속력등의 진행에 심각한 충돌을 갖게 된다(그림 7.21).

압박되고 느슨하게 연결된 시토카인은 척수 안에 있는 아교세포(glial cell)와 뒤뿔세포, 앞뿔세포에서 척수로 역행하며 시토카인은 이동된다. 이러한 아토카인은 감염된 지역에 침입하는 단핵세포로부터 일어나는 것으로 생각되어진다.

좌골신경통의 생물학적인 치료
(BIOLOGIC TREATMENT OF SCIATICA)

최근의 화학적 발견과 일치하는 좌골 신경통, 신경근증(radiculopathy)의 치

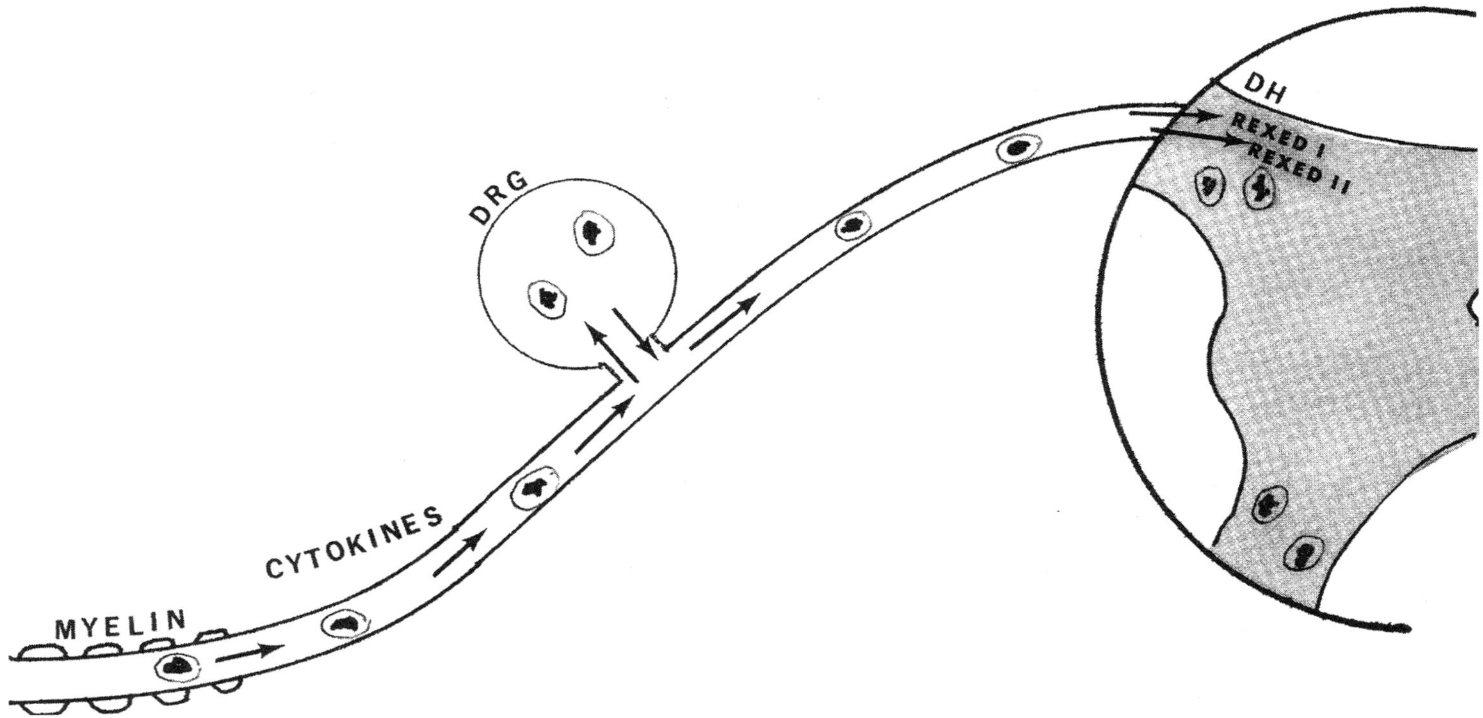

그림 7.21 Cytokine의 역행이동. 말초신경의 외상으로 수초는 후각세포(DRG)에 역행이동하는 cytokine을 "분비"하며, 척수의 후각(DH)은 Rexed 층 1과 2를 자극한다(Substantia gelatinosum).

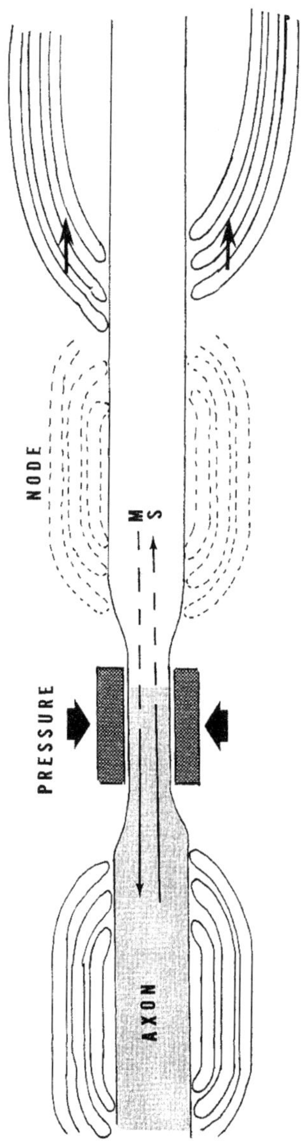

그림 7.22 축삭의 압박. 절의 후방이나 사이의 압박은 감각(S)과 운동(M) 신경에 영향을 주는 cytokine을 나타낸다.
(From Figure 1.9 in Cailliet R. Soft tissue pain and disability. Philadelphia, FA Davis, 1996. with permission)

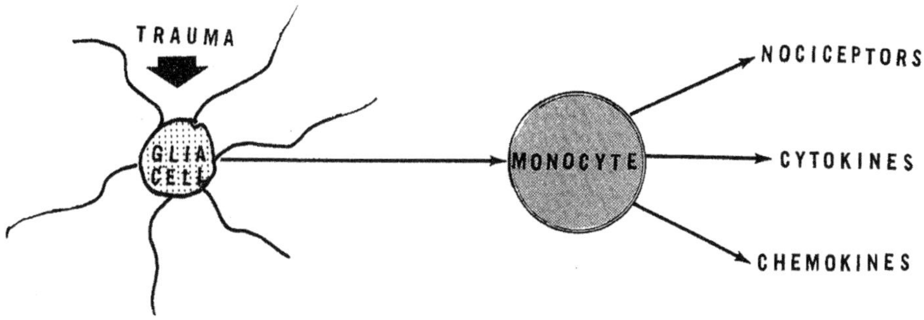

그림 7.23 외상이 시토카인을 자극한다. 추간판의 신경교세포 외상은 단핵세포로 부터의 카인의 분비를 시작하게한다.

료는 최근에 요구되는 사항이다. Swedish의 연구자들은 좌골신경통을 위한 생물학적 치료는 더 깊은 치료에 의해 확인되어야 할것이 남아있다고 보고 하였다. 그러나 이러한 가능성은 추간판 손상을 위한 염증의 새로운 이해를 도울것이다.

infliximab의 주입물을 포함하는 강력한 항염증 작용물은 좌골신경통의 징후들을 제거해 준다. 단핵세포군(monoclonal) 항체와 TNF-alpha의 행동을 중지시키는 것과 시토카인같은 작용물은 좌골신경통의 염증부에서 특별한 역할을 하도록 나타낼 것이다. 게다가 연구자들은 이것들이 매일 사용하는 것이 필요하다고 지지하였다. 그러나 이것이 좌골 신경통을 일으키는 시토카인의 발생을 반박하지는 못하였다.

이전 기사의 보충자료에서 다른 것이 활발히 활동하지 않을때도 요구의 탈출하여 생성된 염증 침윤물을 증거하는 자료를 보여 주었다. 이러한 침윤물은 특별한 화학유인 물질과 함께하는 상호작용을 통해 조절되어 진다. 이러한 케모카인44를 알고 있고 CXC,CC,C 그리고 CX3C 아과로 분류된다. 이러한 것은 세포의 표면위에서 G 단백질(protein) 경로와 결합하는 수용기가 화학 흡인력을 발휘한다. 이들 케모카인 중의 하나인 1MCP-1/CCI2는 추간판에서 발견된다.[112),114)] 척추체간 사이의 추간판 물질을 흡수하는 기전은 주된 역할을 하는 대식세포를 요구한다. 추간판 안에 축적한 이런 대식세포가 얼마나 쌓이는지는 불분명하다. 사람의 척추체간 추간판은 단핵세포를 유인하는 케모카인 같은 고유화학 유인물질을 갖고 있다. 추간판 탈출(그림 7.23), 특별히 혈관계의 미세침투와 관련있다면 이러한 탈출은 추간판 안에 있는 혈액 흐름으로부터 단핵세포 순환을 보충한다. 이러한 단핵세포는 추간판의 구조물에 영향을 미치는 케모카인을 분비한다. 더 많은 지식들이 나올것이다. 그러나 현재 추간판 질환에서 특별한 화학적 병인은 분명하다. 그리고 향후 치료의 기계적 양상은 시토카인을 포함한 항체 화학 중재 물질에 의해 대치될 것이다.

참고문헌

(REFERENCES)

1. Loeser JD. The future: will pain be abolished or just pain management specialists? *Pain: Clinical Updates* 2000;8:1-4.
2. Bonica JJ. *The management of pain*. Philadelphia: Lea & Febiger, 1953.
3. Thomas CL, ed. *Taber's cyclopedic medical dictionary*, 16th ed. Philadelphia: FA Davis, 1989.
4. *Guides to the evaluation of permanent impairment*, 4th ed. Chicago: American MedicalAssociation, 1993.
5. Merskey H, Bogduk N, eds. *Classification of chronicpain: description of chronic pain syndromes and definition of pain terms.* Report by the International Association for the Study of Pain Task Force on Taxonomy,2nd ed. Seattle: IASP Press, 1994.
6. Anand KJS, Rovnaghi C, Walden M, et al. Consciousness behavior and clinical impact on the definition of pain. *Pain Forum* 1999;8:64-73.
7. Rollman GB. Competent treatment in the absence of a universal definition of pain. *Pain Forum* 1999;8:103-105.
8. Van Tulder MW, Koes BW, Bouter LM. Conservative treatment of acute and chronic nonspecific low back pain. *Spine* 1997;22:2128-2156.
9. Federation of State Medical Boards of the United States. *Model guidelines for the use ofcontrolled substances for the treatment of pain.* Euless, TX: The Federation, 1998.

10. Carr DB, Goudas LC. Acute pain, *Lancet* 1999;353:2051-2058.
11. Atkinson JH, Slater MA, Epping-Jordan JE. Identifying individuals at risk for chronicity. *Pain Forum* 1997;6:137-139.
12. Jamison RN, Rudy TE, Penzien DB, et al. Cognitive-behavioral classifications of chronic pain: replication and extension of empirically defined patient profiles. *Pain* 1994;57:249-283.
13. Klapow JC, Slater MA, Pattersen TL, et al. An empirical evaluation of multidimensional clinic outcome in chronic low back pain patients. *Pain* 1993;55:107-118.
14. Klapow JC, Slater MA, Patterson TL, et al. Psychosocial factors discriminate multidimensional clinic groups of chronic low back pain patients. *Pain* 1995S2:349-355.
15. Turk DC, Rudy TE. The robustness of an empirically derived taxonomy of chronic pain patients. *Pain* 1990d3:27-35.
16. Von Korff M, Dworkin SF, LeResche L. Graded chronic pain status: an epidemiologic evaluation. *Pain* 1990;40:279-291.
17. Flores L, Gatchek RJ, Polatin PB. Objectification of functional improvement after nonoperative care. *Spine* 1997;22:1622-1633.
18. Woolf CJ, Mannion R. Neuropathic pain: aetiology, symptoms, mechanisms, and management. *Lancet* 1999;353:1959-1964.
19. Benson JM. The neurobiology of pain. *Lancet* 1999;353:1610-1615,
20. Devor M. Unexplained peculiarities of the dorsal root ganglion, *Pain* 1999(Supp16);S27-S35.
21. Melzack R, Wall PD. Pain mechanisms: a new theory. *Science* 196&150:971-979.
22. Levine J, Taiwo Y. Inflammatory pain. In: Wall PD, Melzack R, eds. *Textbook of pain*. Edinburgh: Churchill Livingstone, 1994:45-56.
23. Leeser JD, Melzack R. Pain: an overview *Lancet* 1999;353:1607-1609.
24. Dubner R, Ruda MA. Activity-dependent neuronal plasticity following tissue injury and inflammation. *Trends Neurosci* 1992:15:96-103.
25. Gracely RH, Lynch SA, Bennett GH. Painful neuropathy: altered central processing maintained by peripheral input. *Pain.* 1992:51:175-194,
26. Rainville P, Duncan GH, Price DD, et al. Selective modulation of pain unpleasantness alters activity in the human cerebral cortex. *Neurosci*

Abstr 1996:614:2.
27. Melzack R. Phantom limbs and the concept of a neuromatrix. *Trends Neurosci* 1990:13:88-92.
28. LeDoux JE. Emotions, memory and the brain. *Sci Am* 1994;270:50-57.
29. LeDoux JE. Sensory systems and emotions: a model of affective processing. *Integr Psychiatry* 1986:4:237-248.
30. McCormack K. Non-steroidal anti-inflammatory drugs and spinal nociceptive processing. *Pain* 199459:9-44.
31. McQuay H. Opiolds in pain management. *Lancet* 1999;353:2229-2232.
32. Dilke TF, Burry HC, Grahame R. Epidural corticosteroid in injection in management of lumbar root compression. *Br Med J* 1973:162:653-657.
33. Clayton L. Thomas, ed. *Taber's cyclopedic medical dictionary*, 16th ed. Philadelphia: FA Davis, 1989:1409.
34. Gammon GD, Starr I. Studies on the relief of pain by counter-irritation. *J Physiol* 1993;72:392.
35. Douglas WW, Malcolm JL. The effect of localized cooling on conduction in cat nerves. *J Physiol* 1955;130:53.
36. Li-L. Effect of cooling on neuromuscular transmission in the rat. *Am J Physiol* 194:200, 1958.
37. Lehmann JF, DeLateur BJ. Therapeutic heat. In: Lehmann JF, ed. *Therapeutic heat and cold*, 4th ed. Baltimore: Williams & Wilkins, 1989.
38. Michlovitz SL. Biophysical principles of heating and superficial heat agents. In: Michlovitz SL, ed. *Thermal agents in rehabilitation*. Philadelphia: FA Davis, 1990.
39. Currier DP, Kramer JF. Sensory nerve conduction: heating effects of ultrasound and infrared. *Physiother Can* 1982;34:241.
40. Hadler NM, Curtis P, Gillings DB, et al. A benefit of spinal manipulation an adjunctive therapy for acute low back pain: a stratified controlled trial. *Spine* 1987:12:702-706.
41. Shekelle PG, Aams AH, Chassin MR, et al. Spinal manipulation for low back pain. *Br Med J* 1992:117:590-598.
42. Larsson U, Choler U, Lidstrom A et al. Auto-traction for treatment of lumbago-sciatica. *Acta Othop Scand* 198051:791-843.

43. Mathews JA, Hickling J. Lumbar traction: a double-blind controlled study for sciatica. *Rheumatol Rehab* 1975:14:222-225.
44. Onel D, Tuzlaci M, Sari H, et al. Computed tomographic investigation of the effect of traction on lumbar disc herniations. *Spine* 1989:14:82-90.
45. Robison R. The new back school prescription: stabilization training. Part I: *Occup Med* 1992;7:17-31.
46. Saal JA, Saal JS. Non-operative treatment of herniated disc with radiculopathy: an outcome study. *Spine* 1989;14:431-437.
47. Bergmark A. Stability of the lumbar spine: a study in mechanical engineering. *Acta Orthop Scalzd* (Suppl) 1989;230:20-24.
48. Cholewichi J, Panjabi MM, EUlachatryan L. Stabilizing function of trunk flexor-extensor muscles around a neutral spine posture. *Spine* 1997;22:2207-2212.
49. White AA, Panjabi MM. Clinical biomechanics of the spine, 2nd Edition. Philadelphia: J.B. Lippincott, 1990:278-378.
50. Jayson 1CIIV. Why does acute back pain become chronic? *Spine* 1997;22:1053-1056.
51. Saal JS. The role of inflammation. *Spine* 1995:20:1821-1827,
52. E~imori H, Shimlmlya K, Nakai O, et al. The natural history of herniated nucleus pulposus with radiculopathy. *Spine* 1996:21:225-229.
53. Tillman LJ, Cummings GS. Biological mechanisms of connective tissue mutability. In: Currier DP, Nelson RM. *Dynamics of human biologic tissues*. Philadelphia: FA Davis, 1992:1-44.
54. MacKenzie RA. *The Ircmbar spine: mechanical diagnosis and therapy*. Waikanae, New Zealand: Spinal Publications, 1981.
55. Farfan WH. Personal communication, July 4, 1979.
56. Daltroy LH, Iverson MR, Larson MG, et al. A controlled trial of an educational program to prevent low back injuries. *N Engl J Med* 1997;337:322-328
57. Bitter debate over ergonomics. *Back Lett* 1999;14:109-115.
58. Marras WS. *Toward an understanding of dynamic variables in, ergonomics. Occupational med: state of the arts review*. 1992;7:655-677.
59. Solomonow M, Zhou B-H, Baratta RV, et al. Biomechanics of increased

exposure to lumbar injury caused by cyclic loading. Part 1: Loss of reflexive muscular stabilization. *Spine* 199Q24:2426-2434.

60. Gedalia U, Solomonow M, Zhou B-H, et al. Biomechanics of increased exposure to lumbar injury caused by cyclic loading. Part 2: Recovery of reflexive muscular stability with rest. *Spine* 1999;24:2461-2467.
61. Hadler NM, Carey TS. Back belts in the workplace. *JAMA* 2000; 284:2780-2781.
62. Wassell JT, et al. A prospective study of back belts for prevention of back pain and injury, *JAMA* 2000;284:2727-2732.
63. Vlacyen JWS, Kole-Sinjders AMJ, Rotteveel AM, et al. The role of fear of movement/(re) injury in pain disability. *J Occlcp Rehabil* 1995;5:235-252.
64. Fordyce WE. *Behavioral methods for chronic pain and illness*. St. Louis:CV Mosby, 1976.
65. Fordyce WE, Shelton JL, Dundore DE. The modification of avoidance learning in pain behaviors. *J Behau Med* 1982;5:405-414.
66. Waddell G;. A new clinical model for the treatment of low back pain *Spine* 1987;12:632-644.
67. Turk DC, Meichenbaum D, Genest M. *Pain and behavior medicine: a cognitive-behavior perspective*. New York: Guilford Press, 1983
68. Nachemson AL. Newest knowledge oflow back pain. *Clin Orthop* 1992;2:8-20.
69. Bortz WM. The disuse syndrome. *West J Med* 1984;141:691-694.
70. Wall PD. On the relationship ofinjury to pain. *Pain* 1979;6:253-264.
71. Flor H, Birbaumer N, Turk DC. The psychobiology of chronic pain. *Adv Behau Res Ther* 1990:121:47-84.
72. Romano JM, Turner JA. Chronic pain and depression: does the evidence support a relationship? *Psychol Bull* 198597:18-34.
73. Feuerstein M. A multidiscipline approach to the prevention, evaluation and management of work disability. *J Occup Rehabil* 1991;1:5-12.
74. Pilowsli I. Pain and illness behavior: assessment and managemen In: Wall PD, Melzack R eds. *Textbook of pain*. Edinburgh: Churchill Livingstone, 1994.
75. Lethem J, Slade PD, Troup JDG, et al. Outline of a fear-avoidance

model of exaggerated pain perception. *Behav Res Ther* 1983a1:401-408.

76. Kori SH, Miller RP, Todd DD. "E~inesiophobia": a new view of chronic pain behavior. *Pain Manage* 1990; 3.5-43.
77. Vlaeyen JWS, Geurts SM, Kole-SnlJders AMJ. What do chronic pain patients think of their pain? Towards a pain cognition questionnaire. *Br J Clin Psychol* 1990;29:383-394.
78. Moon S, Liu J. The physician/patient encounter from a cognitive behavioral therapy perspective. *J Occup Rehabil* 1998;8:153-172.
79. Ashworth C, Williamson P, Montano D. A scale to measure physicians beliefs about psychosocial aspects of patient care. *Soc Sci Med* 1984;19:1235-1238.
80. Allman RM, Yoel WC, Glair JM. Reconciling the agendas of physicians and patients. In: Clair JM, Allman RM, eds. *Sociomedical perspectives on patient care*. Lexington, KY: The University Press of Kentucky, 1993:29-46.
81. Waitzkin H. Doctor-patient communication: clinical implications of social scientific research. *JAMA* 1984;252:2441-2446.
82. Kaplan S, Greenfield S, Ware J. Assessing the effects of physician-patient interactions on outcomes of chronic disease. *Med Care* 1989; S110-S127.
83. Roter DL, Hall JA, Katz NR. Relations between physician's behavior and patient's satisfaction, recall and impressions. *Med Care* 1987; 25:437-451.
84. Dobson KS. *Handbook of cognitive-behavioral therapies.* New York: Guilford Press, 1988.
85. Waddell G, Main CJ, Morris EW, et al. Chronic low back pain. *Spine* 1987;12:632-644.
86. The Undesirable Patient. Editorial, *J Chronic Dis* 1970;22:777-779.
87. Vlaeyen JWS, Linton SJ. Fear-avoidance and its consequences in chronic musculoskeletal pain: the state of the art. Review article. *Pain* 2000;85:317-332.
88. Working offlow back pain. *Lancet* 2000;355:1929-1930.
89. Von Korff M, Moore JC. Stepped care for back pain: activating

approaches for primary care. *Ann Intern Med* 2001;134:911-917.

90. Muggleton JiCI, Kondracki M, Alien R. Spinal fusion for lumbar instability: does it have a scientific basis? *J Spinal Disord* 2000;13:3:200-204.
91. Biering-Sorensen F, Bendix AF. Working off low back pain. *Lancet* 2000;355:1929-1930.
92. Von Korff M, Moore JC. Stepped care for low back pain: activating approaches for primary care. *Ann Intern Med* 2001;9:911-917.
93. Ahn S-H, Cho Y-W, Ahn M-W, et al. mRNA expression of cytokines and chemokines in herniated lumbar intervertebral discs. *Spine* 2002;27:911-917.
94. Hashizume H, DeLeo JA, Colburn RW, Weinstein JN. Spinal glial activation and cytokine expression after lumbar root injury in the rat. *Spine* 2000;25:1206-1217,
95. Adamopoulos S, Parissis J, Karatzas D, et al. Physical training modulates proinflammatory cytokines and the soluble Fas/soluble Fas ligand system in patients with chronic heart failure. *J Am Cell Cardiol* 2002;39:653-663.
96. DeLeo JA, Yezierski RP. The role of neuroinflammation and neuro-immune activation in persistent pain. *Pain* 200190:1-6.
97. Kawaguchi S, Yamashita T, Katahira G;, et al. Chemokine profile of herniated intervertebral discs infiltrated with monocytes and macrophages. *Spine* 2002;15;27:1511-1516.
98. Kawaguchi S, Yamashita T, Yokogushi K, et al. Immunophenotypic analysis of the inflammatory infiltrates in herniated intervertebral discs. *Spine* 2001;26:1209-1214.
99. Hashizume H, DeLeo JA, Colburn RW, et al. Spinal glial activation and cytokine expression after lumbar root injury in the rat. *Spine* 2000; 25:1206-1217.
100. Arruda JL, Colburn RW, Rickman AJ, et al. Increase of interleukin-6-mRNA in the spinal cord following peripheral nerve injury in the rat: potential role of IL-6 in neuropathic pain. *Mol Brain Res* 1998B2:228-235.
101. Holers VM. Complement. In: Rich RR, Fleisher TA, Schwartz, et al.,

eds. *Clinical immunology: principles and practice.* St Louis: Mosby YearBook,l996.

102. DeLeo JA, Colburn RW, Nichols M, et al. Interleukin-6-mediated hyperalgesia/allodynia and increased spinal IL-B expression in a rat mononeuropathy model. *J Interferon Cytohine Res* 1996;16:695-700.
103. Kiefer R, Lindholm D, Kreutzberg GW. Interleukin-6 and transforming growth factobeta 1 mRNAs are induced in rat facial nucleus following motoneuron axotomy. *Eur J Neurosci* 1993;5:775-781.
104. Hariri RJ, Chang VA, Barie PS, et al. Traumatic injury induces interleukin-6 production by human astrocytes. *Brain Res* 1994;636: 139-142.
105. Shohami E, Novikov M, Bass R, et al. Closed head injury triggers early production of TNF alpha and IL-6 by brain tissue. *J Cereb Blood Flow Metab* 1994;14:615-619.
106. Woodroofe MN, Sarna GS, Wadhwa M, et al. Detection of interleukin-l and interleukin-6 in adult rat brain, following mechanical injury, by in vivo microdialysis: evidence of a role for microglia in cytokine production. *J Neuroimmunol* 1991;33:227-236.
107. DeLeo JA, Colburn RW, Nichols M, et al. Interleukin-6-mediated hyperalgesia/allodynia and increased spinal IL-6 expression in a rat mononeuropathy model. *J lnterferon Cytokine Res* 1996;16:695-700.
108. Winkelstein BA, Rutkowski MD, Weinstein JN, et al. Quantification of neural tissue injury in a rat radiculopathy model: comparison of local deformation, behavioral outcomes, and spinal cytokine mRNA for two surgeons. *J Neurosci Methods* 2001;111:49-57.
109. Korhonen T, et al. Treatment of sciatica with infliximab, a monoclonal chimaeric antibody against TNF-alpha, presented at the annual meeting of the International Society for the Study of the Lumbar Spine,Cleveland 2002: as yet unpublished.
110. Will a new treatment revolutionize the treatment of sciatica: and Preventing nerve root damage with TNF-alpha inhibitors- two studies in animals. *Back Lett* 2001;16:121, 128-130.
111. The BACK letter. Biological treatment for sciatica produces dramatic results in a human pilot study. *Back Lett* 2002;17:7:73-81.

112. Kawaguchi S, Yamashita T, Katahira GK, et al. Chemokine profile of herniated intervertebral discs infiltrated with monocytes and macrophages. *Spine* 2000;27:1511-1516.
113. Haro H, Shinomiya K, Komori H, et al. Upregulated expression of chemokines in herniated nucleus pulposus resorption. *Spine* 1996;21:1647-52.
114. Kikuchi T, Nakamura T, Ikeda T, et al. Monocyte chemoattractant protein-i in the intervertebral disc. *Spine* 1998;23:1091-1099.

찾아보기

사

아

자

차

카